了解医学证据，传递生活指引

硬核"心"知识

心血管守护指南

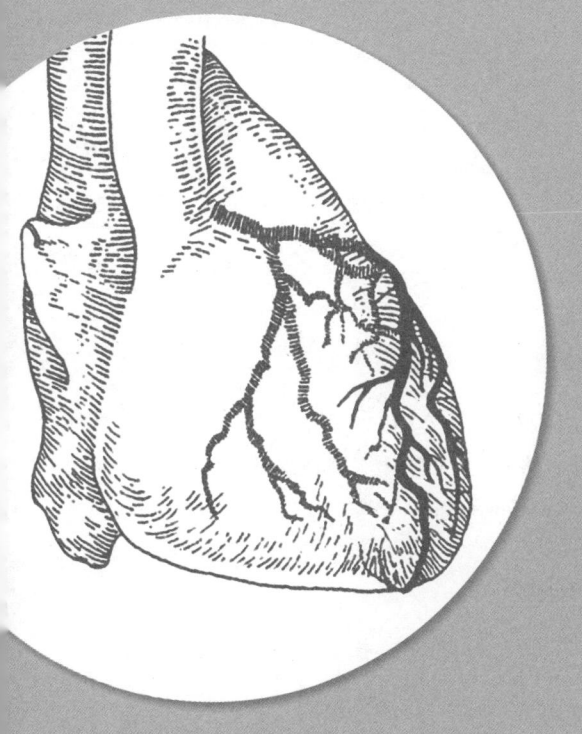

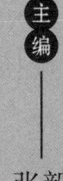
主编
张毅

上海科技教育出版社

图书在版编目(CIP)数据

硬核"心"知识：心血管守护指南/张毅主编. 上海：上海科技教育出版社，2025.6. -- ISBN 978-7-5428-8409-1

Ⅰ.R54-62

中国国家版本馆CIP数据核字第2025Q3Y758号

责任编辑　杨　翎
封面设计　李梦雪

YINGHE XINZHISHI
硬核"心"知识
心血管守护指南
主　编　张　毅

出版发行	上海科技教育出版社有限公司
	（上海市闵行区号景路159弄A座8楼　邮政编码201101）
网　　址	www.sste.com　　www.ewen.co
经　　销	各地新华书店
印　　刷	上海景条印刷有限公司
开　　本	890×1240　1/32
印　　张	6.5
版　　次	2025年6月第1版
印　　次	2025年6月第1次印刷
书　　号	ISBN 978-7-5428-8409-1/R·496
定　　价	58.00元

编写者名单

主　　编：张　毅

副 主 编：赵　越　　赵逸凡　　熊　婧

编　　委：阿塔吾拉·艾力　侯京京　杨皓天　韩　俊　李谟然
　　　　　武佳雯　赵　松　施洁莹　李昊男　许　冲　唐嘉敏
　　　　　刘　杰　任重远　孟伟伦　王　钵

插 画 师：银　龙

序一

长期以来，心血管医生都奋战在临床治疗的第一线，努力为心血管急危重症患者提供最好的救治。然而，我们好比在一条河流的下游，一次次奋力救治了那些已经罹患心血管疾病的"落水者"，却逐渐发现这些年救治的"落水者"越来越多。这让我们开始反思，决定到河流的上游去看一看，去了解这些人当初落水的原因，从他们为什么会发生心血管疾病着手努力。在此，心血管疾病的预防显得尤为重要。而其中，做好科普工作是落实"全民健康"目标和"健康中国2030"战略的主要抓手，关系到国民的生命品质与健康福祉。

近年，随着大众自我保健意识的逐步觉醒，心血管疾病的防治已成为社会各界关注的焦点。然而，不得不承认的是，心血管领域的专业知识极为深奥复杂，其概念之晦涩、理论之艰深，即便是专业人士，也常感到颇具挑战性，更不用说普通大众了。那么，如何在确保科学性不打折扣的前提下，将这些专业内容准确无误地传达给普通大众，使他们易于理解、一目了然呢？这无疑是许多科普工作者面临的一道难题。

在此情形下，本书的诞生，如一颗启明星，为心血管知识普及的艰难之路探索了一种新方法。编者团队凭借多年在心血管领域的深入钻研，以及在科普传播方面的丰富经验，精心打造了这部佳作。他们以坚持创作近3年的微信视频号"毅心说"和微信公众号"每日毅讯"为坚实基础，将通俗易懂、趣味盎然的科普知识与最新临床研究证据相结合，整理撰写本书。这在医学科普领域应该是一种创新。编者精心挑选"毅心说"和"每日毅讯"上浏览量较高的心血管相关内容，去粗取精，突出新颖性和趣味性。同时，深入挖掘与之对应的最新临床医学证据，在"硬核证据"栏目中细致地阐述，并注明文献出处。这种独特的编排方式最大限度地保留了专业知识的深度与广度，让读者不仅"知其然"，更"知其所以然"，从而带来更佳的阅读体验和知识获取。希望通过本书可将"硬核科普"的理念进一步传播出去，甚至使其成为一种医学科普的经典范式。

全书内容丰富、科学权威，涵盖健康生活方式、指标科学管理、危机预警信号、心脏相关检查和疾病诊治等方面。语言清新自然、深入浅出，配图精美有趣，可让读者轻松阅读，畅游于心血管知识的海洋中。

我衷心希望，广大读者能够通过阅读本书，深入了解心血管健康的奥秘，树立科学的心血管健康观念，在追求健康生活的道路上迈出坚实有力的步伐。我也期待着更多的科普工作者能够以本书为榜样，在医学科普领域不断探索创新，奋勇前行，为提升全民健康素养贡献自己的智慧与力量。

葛均波
中国科学院院士
心脏病学专家
2025年1月

序二

当今，心血管疾病已成为威胁人类健康的重大隐患。作为医学教育工作者和医疗领域从业者，我们深感责任之重大。当我看到《硬核"心"知识》这本书时，内心充满了欣喜与期待。

一直以来，我们致力于培养优秀的医学人才，让他们在临床实践中为患者提供高质量的医疗服务。然而，我们也清楚地认识到，仅靠医生在医院的救治是远远不够的。提高大众对心血管健康的认识，增强其自我保健意识，才是预防心血管疾病的关键。

心血管专业知识的复杂性不言而喻，即使是专业的医生，也需要不断学习和深入研究。对于普通大众而言，理解这些知识更具有很大的难度。而本书的出现，为解决这个难题提供了一个很好的范例。

本书的编写团队以其深厚的专业素养和丰富的科普经验，为我们带来了一部精彩之作。他们以微信视频号"毅心说"和微信公众号"每日毅讯"为素材基础，并将多年心血凝聚于此。这两个平台在科普心血管健康知识方面已取得显著的成效，得到数万名粉丝的关注和好评。如今，本书的出版更是将这些宝贵的知识进行了系统的整理和升华。

全书内容涵盖了心血管健康的各个方面，从健康生活习惯到疾病诊治，全面而深入。每一篇章都从大众感兴趣的话题入手，引人入胜。在"硬核证据"栏目中，详细阐述了相关的临床医学证据，让读者不仅"知其然"，更"知其所以然"。这种严谨的科学态度和深入浅出的表达方式，使本书既具有专业性，又具有可读性。

本书通俗易懂，充满亲和力。其避免了晦涩难懂的专业术语，用生动形象的语言将复杂的心血管知识娓娓道来。同时，书中还配有精美的插图，为读者提供了更加直观的感受。无论是对医学感兴趣的普通读者，还是专业的医学人士，都能从这本书中获得有价值的知识。

我相信，《硬核"心"知识》这本书将在心血管健康知识的普及中发挥重要的作用。它将为大众打开一扇了解心血管健康的窗户，让更多人树立科学的心血管健康观念，采取积极的预防措施，拥有更加健康的生活。

最后，我衷心地祝愿这本书能够受到广大读者的喜爱和欢迎，也希望更多的科普工作者能够以本书为榜样，为提高全民健康素养贡献自己的力量。让我们共同努力，为心血管健康护航，为实现"健康中国"的宏伟目标而奋斗。

郑加麟
同济大学医学院院长
欧洲科学院院士
2025年1月

序三

目前,心血管疾病是导致我国成年人死亡的首要原因。作为医院管理者,我们始终关注着医疗技术的进步与大众健康素养的提升。当看到由我院张毅教授主编的《硬核"心"知识》这本书时,我深感欣慰与自豪。

上海市第十人民医院(同济大学附属第十人民医院)一直致力于为患者提供高质量的医疗服务,在心血管疾病的诊疗方面也不断探索创新。我们深知,预防胜于治疗,而科普教育是预防心血管疾病的重要手段。

本书的编写团队以其扎实的专业功底和高度的责任感,精心打造了这部佳作。他们充分利用微信视频号"毅心说"和微信公众号"每日毅讯"积累的丰富素材,经过深入筛选和整理,为读者呈现了一本内容全面、形式新颖的科普读物。

本书内容涵盖心血管健康的各个方面,从生活习惯的养成到疾病的诊治,为读者提供了系统而实用的知识。每一个话题都紧密结合大众的实际需求,具有很强的针对性。"硬核证据"栏目,为读者展示了科普背后的临床医学证据,使科普内容更具权威性。全书语言简洁明了,充满亲和力。精美的插图和生动的案例更是让阅读变得轻松愉快。这种将科学性与趣味性相结合的方式,无疑会吸引更多读者关注心血管健康。

我相信,《硬核"心"知识》这本书将成为大众了解心血管健康的重要指南。它不仅能够帮助人们树立正确的健康观念,还能引导人们采取积极的行动,预防心血管疾病的发生。在未来的日子里,我们上海市第十人民医院(同济大学附属第十人民医院)将继续支持和鼓励这样的科普创作,为提升大众健康素养、建设"健康中国"贡献我们的力量。

最后,衷心祝愿这本书能够得到广大读者的喜爱和认可,为更多人的心血管健康点亮希望之灯。

沈兵

上海市第十人民医院(同济大学附属第十人民医院)院长

2025年1月

前言

约400年前，近代临床医学的奠基人托马斯·西德纳姆(Thomas Sydenham)教授就说过，你其实像自己的动脉一样老！意思是说，动脉的情况决定了我们生命的长度和质量。而据最新统计，心血管疾病在我国成人死亡构成比中约占44%。换而言之，在我国每5个成年死亡者中，就有2个是心血管疾病所致。因此，拥有健康的心血管系统对每个人来说至关重要，是关乎全民身体素质的大事。

随着人们自我保健意识的增强，心血管知识已成为大众关注的热点。然而，我们既不能盲目相信毫无科学依据的民间偏方，如通过喝醋来软化血管等，也不应该完全接受没有循证依据的医生观点，而是要讲究临床研究证据，与时俱进地应用对心血管系统有益的预防保健或诊疗方案。

此外，心血管专业知识大多较深奥，普及起来难度较大。如何才能将一些拗口概念更准确地传播给普通大众，既能保留其科学性，又能让读者看得更明白呢？结合之前做心血管健康科普的经验，我们发现，如果让大众了解那些防治原则或日常推荐等背后的科学证据，即"知其然，还知其所以然"，将更有利于提高大众的接受程度。而通过临床上与患者的接触，我们也意识到，高血压、高脂血症、冠心病等心血管疾病完全可以通过早期生活干预进行防治，从而避免很多严重后果。由此可见，做好心血管健康科普的意义非常重大，需要我们投入更多的热情和精力。

多年前，我们已创建微信视频号"毅心说"和微信公众号"每日毅讯"等，每天更新，发布了大量心血管健康相关知识。前者更侧重于科普，后者则以临床研究证据为主。两个平台均吸引了数万名粉丝，并受到广泛好评。为了与更广大读者分享这些精华内容，基于以上素材积累，我们编写了这本《硬核"心"知识》。全书力求避免泛泛而谈、缺乏深度，同时注意将科学性和趣味性相结合。首先对心血管科普知识加以选择，再找到对应的最新临床医学证据，用通俗易懂、充满亲和力的语言将两者完美融合。全书共分5章，包括健康生活方式、科学心脏管理、危机预警信号、疾病检查指标及治疗核心要点。在编排形式上，先介绍大众感兴趣的话题，接着在"硬核证据"小栏目阐述该话题相关的临床医学证据，最后注明证据的文献出处。通过原汁原味地呈现各种日常推荐的理由，最大限度地保留心血管知识的专业性和科学性。

本书内容全面，涵盖心血管疾病发生的风险因素到防治等全过程，语言通俗易懂、深入浅出，可满足不同层次读者的需要，尤其适合对医学较感兴趣的普通大众。希望大家通过阅读本书，能够增强对心血管健康全方位的了解，树立科学的心血管健康观念，拥有更健康的心血管状态。

由于编者学识有限，书中难免存在疏漏和不妥之处，恳请读者指正。

编者

2025年1月

目录

Part 1 塑造健康的生活方式

一、合理饮食 / 02

1. 日常喝什么水更健康,你选对了吗 / 02
   硬核证据丨每天喝茶的心血管获益多 / 03
2. 咖啡、酒、含糖饮料,爱喝就可以多喝吗 / 04
   硬核证据丨适合糖尿病患者摄入的健康饮品 / 06
3. 血脂偏高者,吃肉有哪些讲究 / 07
   硬核证据丨基于人工智能的代谢饮食分析 / 09
4. 坚果对心血管有益,但不宜过量 / 09
   硬核证据丨多吃坚果有好处 / 010
5. 高尿酸者如何控制嘌呤摄入 / 012
   硬核证据丨健康饮食有心血管获益 / 013

二、适度运动 / 014

1. 运动也能判断心脏病吗 / 014
   硬核证据丨心功能的运动评估方式 / 015
2. 适宜的运动强度才有获益 / 016
   硬核证据丨获益最大的理想运动强度 / 016

3. 有氧运动的心血管益处 / 018
硬核证据丨瑜伽锻炼有益处 / 019
4. 周末集中锻炼的效果一样吗 / 020
硬核证据丨"周末勇士"有同样的心血管获益 / 021
5. 锻炼就不会得心脏病了吗 / 022
硬核证据丨运动和代谢或共同影响心血管健康 / 023

三、规律睡眠 / 025

1. 充足的夜间睡眠能够保护心血管健康吗 / 025
硬核证据丨睡眠不足6 h可增加高血压发生风险 / 026
2. 午睡不宜时间过长 / 027
硬核证据丨午睡过久与高血压发生相关 / 028
3. 打鼾是睡得好吗 / 029
硬核证据丨睡眠呼吸暂停与心血管疾病发生相关 / 030

四、戒烟限酒 / 032

1. 戒烟可使血管恢复如初吗 / 032
硬核证据丨戒烟为心脏带来显著获益 / 033
2. 电子烟是香烟的安全替代,还是健康陷阱 / 034
硬核证据丨电子烟与心血管健康 / 035
3. 酒后心率加快,节假日的健康关注 / 036
硬核证据丨心率存在乙醇效应,且女性更敏感 / 037
4. 戒掉烟酒,可完全避免冠心病吗 / 038
硬核证据丨身体活动量和强度与冠心病有密切关系 / 039

五、心理平衡 / 041

1. 压力大时,血压会升高吗 / 041
硬核证据 | 紧张、焦虑与血压升高相关 / 042

2. 心理状况与心血管健康有关吗 / 043
硬核证据 | 精神障碍增加心血管疾病的发生风险 / 044

3. "心病"还得"心药"医 / 045
硬核证据 | 治疗抑郁可降低心血管疾病发生及全因死亡风险 / 046

4. "心"病的心理评估 / 047
硬核证据 | 重视心血管疾病患者的心理状况 / 048

Part 2 开展科学的心脏管理

一、调整血压 / 052

1. 血压昼夜变化有规律吗 / 052
硬核证据 | 血压波动会产生不良影响 / 053

2. 血压最好一天测量几次 / 054
硬核证据 | 血压管理遵循的指南推荐 / 055

3. 对于老年人,高血压诊断标准要放宽吗 / 056
硬核证据 | 老年人降压有经济获益 / 057

4. 老年人的基础血压高一点,要紧吗 / 058
硬核证据 | 老年人的降压策略 / 060

5. 伴有脉压增大,怎么办 / 061
硬核证据 | 高血压合并脉压高的降压策略 / 062

6. 长期服用降压药物,会耐药吗 / 062

硬核证据｜高血压应个体化治疗 / 063

二、调节血脂 / 065

1. 血脂异常者的复查间隔是多久 / 065

硬核证据｜血脂降至新生儿水平有好处 / 066

2. 不想服药,该如何调节血脂 / 067

硬核证据｜单纯食疗调节血脂效果有限 / 068

3. 饮食和药物调节血脂,到底怎样更有效 / 069

硬核证据｜联合用药调节血脂疗效优于强化他汀类药物 / 070

4. 哪些人需要服用调血脂药物 / 071

硬核证据｜早期控制血脂可逆转斑块 / 072

5. 血脂正常就可以停药吗 / 072

硬核证据｜半年一针的调血脂神药在我国正式获批 / 073

三、控制血糖 / 075

1. 血糖是不可忽视的心血管危害因素 / 075

硬核证据｜未达糖尿病诊断标准的血糖升高,同样危险 / 076

2. 如何控制饮食中的糖摄入 / 077

硬核证据｜深加工食物的摄入影响糖尿病患者长期预后 / 079

3. 如何加强日常血糖的监测 / 080

硬核证据｜改变生活方式可缓解糖尿病 / 082

4. 教你血糖值的最简记忆法 / 083

硬核证据｜血糖控制目标应个体化 / 085

四、其他管理 / 087

1. 体检发现的颈动脉斑块,可逆转吗 / 087
硬核证据 | 健康饮食或可降低斑块高度及颈总动脉内膜中层厚度 / 088

2. 不稳定的斑块更危险吗 / 089
硬核证据 | 新型"Transformer"模型的斑块侵蚀AI识别 / 090

3. 牙周病可能促发心血管疾病吗 / 091
硬核证据 | 改善口腔卫生或可降低心血管事件风险 / 092

4. 环境噪声对心血管疾病有影响吗 / 093
硬核证据 | 环境噪声可增加心血管疾病的发生风险 / 095

Part 3 识别危机的预警信号

一、警惕症状和体征 / 098

1. 心电图正常,为什么还会感觉心慌 / 098
硬核证据 | 心电图动态演变可预测心源性猝死 / 099

2. 胸口"咯噔"一下,会有大问题吗 / 100
硬核证据 | 运动时和恢复期的室性早搏可预测心血管事件风险 / 101

3. 腿部抽筋什么时候提示心血管疾病 / 102
硬核证据 | 踝部血压可预测周围血管病变 / 103

4. 牙痛会是心脏病的征兆吗 / 104
硬核证据 | 牙好胃口好,心脑血管倍儿棒 / 105

5. 颈部摸到硬块,可不是斑块 / 106
硬核证据 | 一种或可筛查颈动脉狭窄的全新模式 / 107

二、避免高风险因素 / 109

1. 心血管疾病容易"找上"哪些人 / 109

硬核证据 | 生命八要素保障心血管健康 / 109

2. 哪些情况易引起冠心病急性发作 / 110

硬核证据 | 环境变化与心肌梗死发作的关系 / 111

3. 上厕所过度用力,可能诱发心肌梗死吗 / 112

硬核证据 | 便秘与心血管不良事件 / 113

4. 引起心肌缺血的多种原因 / 113

硬核证据 | 心肌缺血与非阻塞性冠状动脉疾病 / 114

Part 4 明确疾病的检查指标

一、选择检查项目 / 118

1. 自行"网络检索",就可解决心脏问题吗 / 118

硬核证据 | ChatGPT在预防心血管疾病的尝试 / 119

2. 怀疑冠心病时,需要做动态心电图吗 / 120

硬核证据 | 运动平板心电图联合24 h动态心电图有助于隐匿性冠心病的检出 / 122

3. 心绞痛者如何选择冠状动脉CTA或造影 / 123

硬核证据 | PCI可改善稳定性冠心病患者的心绞痛症状 / 125

4. 有心慌,应做哪些检查 / 126

硬核证据 | 新型冠状病毒感染后1个月,室上性心动过速发生风险增加 / 127

二、关注细节要点 / 129

1. 验血项目一定要空腹做吗 / 129

硬核证据 | 血脂检测未必需要空腹 / 130

2. 报告单出现"箭头",血脂才算异常吗 / 130

硬核证据 | 血脂水平或可降至更低 / 132

3. 做冠状动脉造影,会很疼吗 / 133

硬核证据 | 桡动脉穿刺部位疼痛的相关因素 / 134

4. 做冠状动脉造影手术,时间很长吗 / 135

硬核证据 | 桡动脉穿刺的优势 / 136

5. 支架能长期使用吗 / 136

硬核证据 | 支架与球囊对再狭窄的疗效比较 / 137

Part 5 了解治疗的核心要点

一、高血压 / 140

1. 泡热水澡可以降血压吗 / 140

硬核证据 | 长期高温或导致血压升高 / 141

2. 忘记服用降压药物,怎么办 / 142

硬核证据 | 良好的药物依从性可降低心力衰竭的死亡风险 / 143

3. 降压药物的夏季服用策略 / 144

硬核证据 | 血压的季节变化是不能忽视的问题 / 145

4. 警惕长期服用降压药物的影响 / 146

硬核证据 | 各类降压药物的长期影响比较 / 147

5. 降压药物的常见不良反应 / 148

硬核证据 | 打消使用钙离子通道阻滞剂降压的顾虑 / 149

二、冠心病 / 150

1. 干咳是心血管类药物的"错"吗 / 150

硬核证据 | ACEI 类药物引起干咳的机制 / 151

2. 长期服用各种心血管类药物,对肝、肾的影响大吗 / 152

硬核证据 | 无需太担心他汀类药物的不耐受 / 153

3. 植入支架时,有哪些血管指征 / 154

硬核证据 | 血运重建对冠状动脉狭窄 70% 以上的患者获益明显 / 155

4. 支架植入的术后管理 / 156

硬核证据 | 支架植入术后仍不戒烟者的心脑血管疾病风险增加 20% / 157

5. 支架植入术后,为什么仍会胸痛 / 158

硬核证据 | 冠状动脉微血管功能障碍引起支架植入术后心绞痛 / 160

6. 支架植入术后,还要服用调血脂药物吗 / 161

硬核证据 | 冠状动脉支架植入术后 1 年的单抗血小板药物选择 / 162

三、心房颤动 / 163

1. 得了房颤,为什么要抗凝治疗 / 163

硬核证据 | 新型口服抗凝药物安全有效 / 164

2. 除了抗凝，房颤患者还需接受哪些治疗 / 165

硬核证据｜中-低危脑梗死风险房颤患者的抗凝治疗获益 / 167

3. 房颤患者都适合做射频消融吗 / 167

硬核证据｜射频消融在电复律无效房颤患者中的疗效 / 168

4. 降压药物也能治疗房颤吗 / 169

硬核证据｜依曲帕米鼻喷剂可迅速缓解快速性房颤发作 / 171

5. 脑梗死患者也要接受房颤管理吗 / 171

硬核证据｜伴有房颤的急性脑梗死患者应早期抗凝 / 172

四、心力衰竭 / 174

1. 少喝水也能缓解心力衰竭吗 / 174

硬核证据｜液体管理能改善心力衰竭患者的预后 / 175

2. 心率过快可能加重心力衰竭吗 / 176

硬核证据｜维持低心率对射血分数保留的心力衰竭患者也适用 / 177

3. 心力衰竭也要安装起搏器吗 / 178

硬核证据｜起搏器能否提高射血分数保留的心力衰竭患者的运动能力尚不明确 / 179

4. 心力衰竭好转后就可以随时停药吗 / 180

硬核证据｜新型心力衰竭药物的使用任重而道远 / 181

5. 心力衰竭患者也可进行康复运动吗 / 182

硬核证据｜选择线上还是线下康复课程 / 183

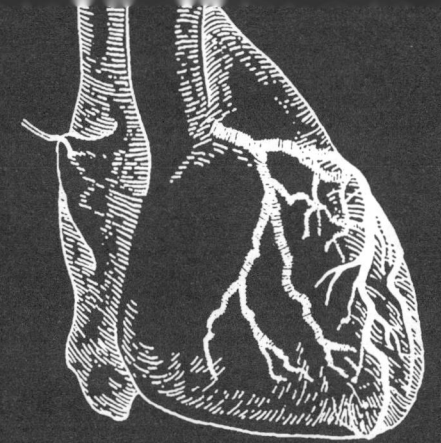

Part 1
塑造健康的生活方式

每个人在日常饮食、睡眠、运动等方面的喜好都会有所不同,日积月累形成一种行为习惯,或称为生活方式,可对身体健康产生潜移默化的影响。有些看似不起眼的小习惯,比如吃得过咸或过油、有烟酒嗜好、常熬夜"刷剧"、爱久坐不动等,虽然能让自己在平日里过得很"随性",但却是导致心血管疾病的重要因素,长期影响,将给身体带来巨大的危害。如今,是时候做出抉择了,是继续沉溺在"舒适圈"里,还是勇敢地迈出来,追求更科学的生活?你得在随性与自律之间找到一种平衡。某些改变可以轻而易举地做到,坚持下去形成良好的习惯,就能让健康成为生活的常态。

一、合理饮食

1. 日常喝什么水更健康,你选对了吗

日常喝什么水比较好呢?从医学的角度,首先推荐白开水。但人们为了调节口味,有时会在白开水中加入蜂蜜、柠檬、盐等,这无疑增加了机体的负担,尤其对于高血糖或高血压人群,并无益处。因此,白开水才是更安全的选择。长期喝白开水可以有效促进机体新陈代谢,改善身体状态,降低结石、痛风的发生风险,甚至感冒时都会恢复得更快。

当然,如果条件允许,碱性的苏打水也是一个不错的选择。苏打水有助于维持酸碱平衡,对心血管健康有益。苏打水又可以分为有气泡和无气泡两类。有气泡的苏打水含有压缩的二氧化碳,不仅可以解暑,还能帮助中和过多的胃酸,尤其适合喜欢运动的年轻人。对于老年人,其可能更喜欢没有气泡的白开水。除了白开水和苏打水,特别要提到茶水。我国有悠久的饮茶历史,喝茶也是许多人的日常习惯。茶水不仅具有独特的香气和口感,更有着丰富的营养价值和健康益处。首先,茶含有丰富的抗氧化物质,如茶多酚、儿茶素等,这些物质有助于清除体内的自由基,延缓衰老过程,保护细胞免受损伤。其次,茶中的某些成分可以促进血管扩张、改善血液循环,调节血脂和血压,减少心血管疾病的

风险,维护心血管健康。最后,茶中含有的咖啡因可以振奋精神,提高工作效率;适量喝茶还可以增加胃液分泌,改善消化功能,并有利尿排毒等功效。

茶叶的种类很多,常见的如绿茶、红茶、乌龙茶等。一般而言,绿茶适宜用较低的水温冲泡,以80~85℃的水温为宜。过热的水温会破坏绿茶中的营养成分,影响口感和色泽。绿茶的冲泡时间较短,多为第一泡1~2 min。如果浸泡时间过长,茶汤会变得苦涩。红茶适宜较高的水温冲泡,以95~100℃的水温为宜,沸水能够充分提取红茶中的有效成分。红茶可以多次冲泡,每次冲泡时间可以适当延长。乌龙茶较为紧实,也适宜95~100℃的沸水冲泡,这样才有利于茶汤的滋味和茶香的释放。多次冲泡后(一般不超过7次),好的乌龙茶仍会留有余香。虽然长期喝茶有许多好处,但人们也应该注意适量。喝茶过量可能导致失眠、心慌等不良反应,尤其是某些特殊人群,比如孕妇、哺乳期妇女,以及心律失常、甲状腺功能亢进等疾病患者,喝茶更需要特别慎重。

总之,无论是白开水、苏打水,还是茶水,都是健康饮品的选择。同时,保持多样化的饮食习惯,摄入足够的水分和营养素,才能维持身体健康。

每天喝茶的心血管获益多

喝茶的好处早已被反复证实,但喝茶与心血管获益方面的大样本研究还较少。2022年一项研究分析了英国生物样本库(UK Biobank)的498 043名40~69岁的入选者。结果显示,在中位随访11.2年期间(即入选者被跟踪观察时间的中位数值),每天喝茶≥2杯的入选者中,更高的茶摄入量与较低的全因死亡风险(即一定时期内由于各种原因导致的总死亡风险)相关。相对于不喝茶的入选者,每天喝茶≤1杯、2~3杯、4~5杯、6~7杯、8~9杯及≥10杯的入选者的全因死亡风险呈进行性降低。喝茶与所有心血管疾病,如缺血性心脏病、脑卒中等的死亡率均呈负相关。因此,喝茶有心血管健康获益,不论红茶还是绿茶,不论是否同时喝咖啡,不论个体的咖啡因代谢类型,这种获益都将持续存在。

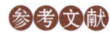

Inoue-Choi M, Ramirez Y, Cornelis MC, et al. Tea consumption and all-cause and cause-specific mortality in the UK Biobank: a prospective cohort study[J]. Ann Intern Med, 2022, 175(9): 1201-1211.

2. 咖啡、酒、含糖饮料,爱喝就可以多喝吗

咖啡、酒及含糖饮料不仅好喝,还能带来愉悦的心情,是许多人生活中无法抗拒的饮品。情绪低落时来上一小杯,无论是咖啡、酒,还是含糖饮料,都会让你无比享受,心理阴霾仿佛随之烟消云散。那么,这些饮品对身体究竟会有哪些作用,是不是百益无一害,想喝多少都可以呢?

咖啡,被很多人视为提神醒脑的"神器"。你看,街边越开越多的咖啡店就足以说明:现代人有多么爱它。而近期,一些关于咖啡的"利好"消息也流传甚广。一则是喝咖啡可以抵消久坐(≥6 h)带来的负面影响,比如消除全因死亡风险增加的作用,换句话说,就是可以让你更加长寿。另一则是经常喝咖啡可以有效

降低面部皮肤衰老的风险，比如爱喝咖啡者的皮肤色素斑沉着减少、光老化概率降低等。由此说来，喝咖啡的健康益处似乎显而易见，且咖啡喝得越多，好处越多。

事实果真如此吗？其实，过多饮用咖啡，不但会加速心跳，让人变得兴奋不安，还会刺激胃肠道黏膜，促进肠蠕动等。因此，并非所有人都适合喝咖啡，特别是有失眠、心律失常、胃肠道疾病者，孕妇或哺乳期女性等更需要慎重饮用。对于偶发早搏者，如果每天有喝咖啡或浓茶的习惯，且早搏多发生于劳累或休息不好时，那可能无需特别注意喝咖啡这事儿，因为早搏的发生与休息状态的关系更大。房颤患者，尤其存在交感神经平衡问题等时，通常不建议饮用刺激性饮品，当然包括咖啡。房颤术后则需要等待3个月，复查结果良好，且平时有喝咖啡或喝茶习惯者才可以考虑适量饮用。所以，爱喝咖啡的朋友，每天一两杯足矣，切不可贪杯！

酒，作为社交场合的"润滑剂"，并非一无是处，适量饮用可以怡情养性。古代即有"诗仙"李白把酒言欢，留下千古佳句。现代社交应酬，饮酒也是一种打破隔阂、营造气氛的途径，有助于促进彼此了解，但过量饮酒，有害健康。乙醇（即酒精）会损害肝脏功能，影响人们的判断力和反应能力，长期过量饮用，会导致脂肪肝、肝硬化等严重后果。所以，饮酒需适量，健康才是王道。

含糖饮料，真是甜蜜的"陷阱"。心情不好时，你可能需要喝一杯奶茶来让自己快乐起来。但不要忘了，也许就是过量饮用这样的含糖饮料，它们才会成为导致血糖升高、肥胖、龋齿等的"元凶"。所以，为了拥抱健康生活，含糖饮料也不应多喝。

总的来说，咖啡、酒及含糖饮料并不是"洪水猛兽"，关键在于

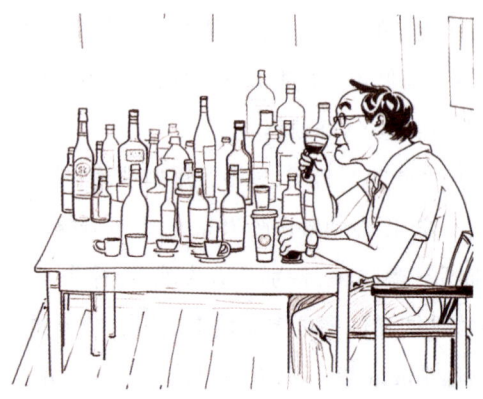

适量。你要学会做一个理智的消费者,让这些饮品成为生活中的"小确幸",而不是你追求健康路上的"绊脚石"!记住,在享受生活的同时,更要爱护自己的身体,健康才是最长久的幸福。

适合糖尿病患者摄入的健康饮品

一项研究纳入15 486例2型糖尿病患者,旨在分析适于他们的健康饮品。研究者使用标准食物频率问卷评估了每个参与者的饮品消耗情况,每2~4年更新1次,并以全因死亡率、心血管疾病发生率和死亡率作为研究终点。见表1-1。

表1-1 2型糖尿病患者各种饮品的较高摄入量相对较低摄入量的死亡风险

饮品种类	摄入量 (较高,较低)	全因死亡率	心血管疾病死亡率
含糖饮料	>每天1杯,<每月1杯	升高20%	升高25%
咖啡	>每天4杯,<每月1杯	降低26%	降低18%
茶水	>每天2杯,<每月1杯	降低21%	降低4%
白开水	>每天5杯,<每月1杯	降低23%	降低6%
低脂牛奶	>每天2杯,<每月1杯	降低12%	降低12%

结果显示,平均随访18.5年。与诊断出糖尿病后未改变咖啡摄入量的患者相比,增加咖啡摄入量患者的全因死亡率更低;在茶水和低脂牛奶摄入者中也观察到类似模式。此外,用咖啡、茶水或白开水替代含糖或代糖饮料、果汁,也与较低的全因死亡率相关。由此可提示,对于糖尿病患者而言,理想的饮品包括咖啡、茶水、白开水及低脂牛奶,含糖饮料显然最不健康。

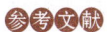

Ma L, Hu Y, Alperet DJ, et al. Beverage consumption and mortality among adults with type 2 diabetes: prospective cohort study[J]. BMJ, 2023, 381: e073406.

3. 血脂偏高者,吃肉有哪些讲究

很多人体检时会发现自己血脂偏高,这时医生或周围的朋友往往会建议其采取低盐低脂饮食。这种饮食建议并非无的放矢,而是基于血脂与心血管疾病之间的紧密联系。血脂过高会增加发生动脉粥样硬化的风险,进而引发心脏病、脑卒中等心脑血管疾病。而血脂水平取决于摄入和代谢之间的平衡,只有减少摄入、增加消耗,才能有效控制血脂在合理范围内。饮食控制是一种较简便,又易于实现的方式。那怎样的饮食才符合低脂饮食?低脂饮食中的肉类摄入又有什么讲究呢?

根据我国《成人高脂血症食养指南(2023年版)》的推荐,最好选择脂肪含量较低的鱼虾类、去皮禽肉、瘦肉等,并控制食用量。这些食物富含优质蛋白,且脂肪含量相对较低,有助于控制血脂

水平。同时,建议避免食用肥肉、深加工肉制品及咸肉等高脂肪、高盐食品。

在摄入方面,也有一些讲究。首先,要避免过量摄入脂肪。其次,要注意烹饪方式。烤、炸等高温烹饪方式不但容易导致脂肪氧化,还可能产生致癌物质。故建议选择低温煮炖、清蒸等健康的烹饪方式,以保留肉类的营养和减少脂肪摄入。最后,搭配蔬菜、水果也非常重要。蔬菜、水果富含膳食纤维、维生素及矿物质,有助于降低热量和脂肪的摄入,同时增加饱腹感,这种搭配不仅有助于控制血脂,还能提供身体所需的各种营养素。

总之,控制血脂水平对于维护心血管健康非常重要。除了如上所述的调整膳食结构、选择健康的食物和烹饪方式等饮食控制,加强运动锻炼和改变不良生活习惯也是调节血脂、预防心血管疾病的重要手段。运动可以促进新陈代谢,加速脂肪的代谢和排出;而戒烟限酒则可以减少有害物质对血管的刺激和损伤。控

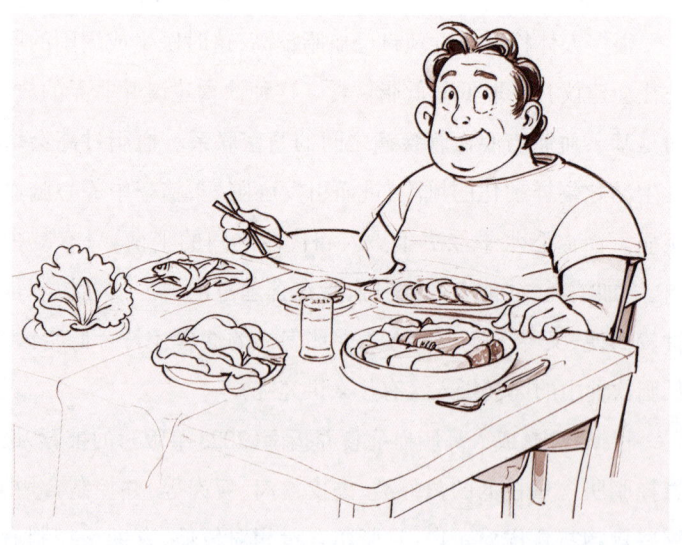

制血脂需要从多方面入手,通过各种措施的综合作用,才可以有效提高心血管健康水平,降低心血管疾病风险。

基于人工智能的代谢饮食分析

既往横断面数据(即某一特定时间的资料)显示,饮食或为一项独立的心血管危险因素。一项研究入组了2259名成年人[年龄(32.1±3.6)岁;女性占45%],采用多变量模型来识别17个食物组、2个营养组及进行健康饮食指数(HEI2015)的饮食质量评分,证实其在两个人群中(CARDIA研究和Framingham研究)比常规基于问卷的饮食质量评分有更强的预测价值。

饮食除了本身的化学组成和营养成分,还可能受到个体特征的影响,如肠道菌群等,可通过代谢产物深度影响健康,导致代谢性疾病或心脑血管疾病的发生。但基于人工智能(AI)的代谢饮食分析过于复杂,很难应用于临床。未来,可能还需要更加清晰、简明的路径来规范或推荐有利于心血管健康的饮食方式。

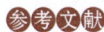

Shah RV, Steffen LM, Nayor M, et al. Dietary metabolic signatures and cardiometabolic risk[J]. Eur Heart J, 2023, 44(7): 557-569.

4. 坚果对心血管有益,但不宜过量

人们逢年过节、休闲娱乐时,经常会选择坚果作为零食。坚果种类繁多,美味健康,富含不饱和脂肪酸和钙、铁等多种营养

素,长期适量食用对心血管健康有益。2019年发表在权威医学期刊 *Circ Res* 上的一项研究表明:坚果,特别是树坚果的摄入,可以显著降低2型糖尿病患者的心血管疾病发生率和死亡率。有研究证实,每天食用20 g坚果可降低30%的冠心病风险。

凡事都要有度,坚果虽好,但要注意不能过量食用。坚果的脂肪含量较高,过多摄入会导致能量过剩。《中国居民膳食指南(2023)》(以下简称《指南》)推荐应每周摄入50~70 g坚果。具体如何把握这个量呢?《指南》中详细指出,每天坚果的摄入量相当于吃半袋带壳瓜子,或者15~20 g(约25粒)花生仁,或者2~3个核桃。另外,吃坚果时应首选原味,避免因为调味剂的加入而摄入过多的糖分和盐分。

多吃坚果有好处

研究者开展了一项横断面数据分析,共收集2011年至2018年来自美国全国健康和营养检查调查(NHANES)数据库中≥20岁成年人18 150名。其中,约8%的参与者($n=1238$)经常食用坚果,平均每天摄入量为(39.5±1.8) g。与非坚果食用组相比,坚果食用组发生肥胖的可能性较小,高密度脂蛋白胆固醇(HDL-C)水平较低的比例更低,平均腰围更小及载脂蛋白B[Apo B,血浆脂蛋白中的蛋白质部分,是低密度脂蛋白胆固醇(LDL-C)的主要结构蛋白]水平更低。见表1-2。

这项关于摄入坚果对心血管健康的研究通过国家级数据库的长期随访分析发现,习惯吃坚果确实与更低的肥胖发生率和更低的胆固醇水平紧密相关,提示多吃坚果有好处。

Part 1 塑造健康的生活方式

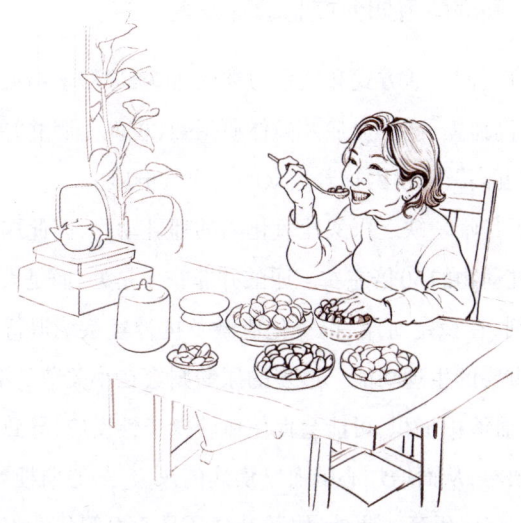

表1-2 坚果对肥胖、HDL-C、平均腰围及Apo B的影响

组别	肥胖的可能性（%）	HDL-C较低的比例（%）	平均腰围（cm）	Apo B（mg/dL）
坚果食用组	31	22	97.1±0.7	87.5±1.2
非坚果食用组	40	30	100.5±0.3	91.8±0.5

参考文献

Lopez-Neyman SM, Zohoori N, Broughton KS, et al. Association of tree nut consumption with cardiovascular disease and cardiometabolic risk factors and health outcomes in US adults: NHANES 2011-2018[J]. Curr Dev Nutr, 2023, 7 (10): 102007.

5. 高尿酸者如何控制嘌呤摄入

随着人们生活方式和饮食习惯的改变,尿酸增高成功"跻身"高血压、高血糖、高脂血症及高体质指数(也就是肥胖)的行列,被合称为"五高",深度困扰着大众的心血管健康。

人类是唯一缺乏尿酸盐氧化酶的哺乳动物,因此尿酸水平是其他哺乳动物的50倍左右。尿酸并非一无是处,而是人体最大的抗氧化剂,在稳定血压、抗氧化应激及抗神经系统退行性变方面发挥着重要的生理功能。过多的尿酸则会在小关节处沉积,引起痛风;在血液中沉积,可能会促使血管壁炎性反应,导致动脉硬化和血管狭窄,从而增加心脑血管疾病的风险,如心肌梗死、心力衰竭(HF)、脑梗死等。此外,尿酸升高还是心血管代谢疾病死亡和事件预测的重要因子。与无高尿酸血症或痛风患者相比,高尿酸血症或痛风患者发生心力衰竭的可能性分别增加2.46倍和2.35倍,全因死亡风险分别升高1.37倍和1.45倍。

尿酸的主要来源是嘌呤,是人体嘌呤代谢的终产物。嘌呤可以分为内源性和外源性两类。人体内约1/5的尿酸来源是食物。因此,如何正确饮食对高尿酸血症者非常重要,尤其对于痛风患者。应尽量避免摄入高嘌呤的食物,如动物内脏、海鲜、各类红肉(尤其是肉汤、火锅汤等)、新鲜菌菇类、酒精、含糖饮料等,并多食用新鲜水果和蔬菜。多喝水,有助于尿酸的排出。

那么,高尿酸血症或有心血管疾病者,还能吃火锅吗? 答案当然是"能"。作为一种饮食方式,在遵循健康的原则下,火锅不仅能带来美味,还能带来快乐。通常需要注意以下5点。

(1) 要尽量选择清汤锅底,少油、少盐、少糖。

(2) 要少选择高热量、高胆固醇、高盐分的食物。可吃一些白肉,如鸡、鸭、鱼、虾等;新鲜根茎类菜,如莴笋、莲藕、萝卜等;新鲜叶菜,如小白菜、油麦菜、生菜等。

(3)很多人吃火锅都喜欢一口麻辣鲜香、一口冰镇啤酒。这不但会影响消化,还可能导致血压升高。最好用玉米汁、淡茶等饮品来替代冰镇啤酒。

(4)尽量不要喝火锅汤。由于一直涮煮食物(如海鲜等),各种成分发生化学反应,会使汤中富含嘌呤。

(5)吃火锅的时间不宜过长,避免吃得太多,一般控制在1~2 h为宜。记住,吃完要适度散散步、消消食。

健康饮食有心血管获益

研究者利用前瞻性城乡流行病学(PURE)研究数据库以建立全球适用的健康饮食评分,并将其应用到5项独立的研究中。结果显示,在PURE研究9.3年的中位随访期间,与≤1分的饮食评分相比,≥5分的饮食评分与较低的死亡风险及心血管疾病风险有关,分别下降30%、18%。在针对心血管疾病患者的3项独立研究中,类似结果显示,较高的饮食评分与较低的死亡率及心血管疾病风险显著相关,分别下降27%、21%。经常食用6种健康食物,包括水果、蔬菜、坚果、豆类、鱼类及乳制品(主要是全脂牛奶)的参与者有更低的心血管疾病风险和死亡风险。

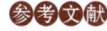

Mente A, Dehghan M, Rangarajan S, et al. Diet, cardiovascular disease, and mortality in 80 countries[J]. Eur Heart J, 2023, 44(28): 2560-2579.

二、适度运动

1. 运动也能判断心脏病吗

运动确实是评估心脏病风险的好方法。比如，6分钟步行实验很简单，就是通过看患者能走多远，从而评估患者的心肺功能如何。具体过程要求患者从起点椅子站起来，沿走廊开始步行，步行速度由自己控制，在6分钟内尽可能多地往返于走廊两端；当时间到达6分钟时，患者立即停止行走，并坐在终点椅子上，同时记录下患者在6分钟内所走的距离。这个距离可以反映患者的心肺功能、运动耐力及生活质量。健康成年人通常能在6分钟内行走450米或者更远距离，慢性心肺疾病患者6分钟内行走距离少于150米，表示重度心肺功能不全；150~450米，则考虑中度心肺功能不全。当然，这个评估要在医生指导下进行。比如，跑步评估。跑步的时候，如果出现胸痛、胸闷、呼吸困难等症状，可得小心，可能是心脏在敲响警钟。当然，就算你可以跑得很快，也无法完全排除心脏病的可能性，因为有些心脏问题很隐匿，是完全没有感觉的。单靠跑步评估，不能排除心脏病，还必须结合其他方法，如6分钟步行实验等。

总之，6分钟步行实验和跑步评估都是好方法，简单方便，具有很高的参考价值。当然，要想全面评估心脏病，还得更多方法一起用。如果你心里还有疑虑，就去咨询医生吧。身体重要，别嫌麻烦！

心功能的运动评估方式

近年来,各种可穿戴设备与智能手机通过进行每天步数和爬楼梯等体力活动的测量,理论上可以评估患者的心功能和运动水平。研究者招募了拥有智能手机的心力衰竭患者425例,女性占44.5%。通过Fitbit Versa 2对他们进行每天步数和爬楼梯层数的测量,并采用智能手机应用程序APP完成堪萨斯城心肌病问卷(KCCQ)。

结果显示,40.9%的心力衰竭患者的射血分数(即每搏输出量占心室舒张末期容积量的百分比)降低。多变量调整前后,患者每天步数均与KCCQ总症状评分(KCCQ-TS)和KCCQ身体活动限制评分(KCCQ-PL)显著相关。比如,KCCQ-TS评分为0~24分的患者每天步数为(2437.6±1419.5)步,而评分为75~100分的患者每天步数为(4870.9±3171.3)步。更重要的是,每天步数2~12周的变化值与KCCQ-TS和KCCQ-PL分数的变化值呈非线性显著相关,但攀登楼层仅与基线KCCQ症状评分相关。

本研究结果表明,对于心力衰竭患者,进行每天步数的常规测定,可以方便、简单地评估症状与活动能力的改变,有助于对慢性心力衰竭的长期管理。

参考文献

Golbus JR, Gosch K, Birmingham MC, et al. Association between wearable device measured activity and patient-reported outcomes for heart failure[J]. JACC Heart Fail, 2023, 11(11): 1521-1530.

2. 适宜的运动强度才有获益

运动,如同烹饪,火候至关重要。过低的运动强度如文火慢炖,难以激发身体活力;而过高的强度则如油炸快炒,虽然瞬间刺激,却可能伤害身体。找到"完美火候"——适宜的运动强度,才能收获最大的健康效益。它能让心肺功能得到锻炼,身体更加强健,精神焕发。但切记,不可贪多求快,过度运动如同暴饮暴食,得不偿失。

不过,关于运动的强度和时间,并没有硬性规定。通常来说,每周进行75分钟以上的高强度运动,或者150分钟以上的中等强度运动,就能显著提升心肺功能。一般而言,建议的最大运动心率是220减去年龄。以一个40岁的成年人为例,最大运动心率就是180次/分,运动时应尽量避免超过这个数值,否则可能有危险。将180次/分乘以60%和80%,分别得到108次/分和144次/分。也就是说,运动时心率超过108次/分,才能达到中高强度运动的标准。假设他每周跑步或骑车2次,每次至少半小时,即每周运动时间要超过75分钟、心率保持在108次/分以上,这样就算达标。

注意,不要让运动成为生活的负担,而应该把它变成一种乐趣,让生活更加多彩多姿!

获益最大的理想运动强度

《美国身体活动指南(2018)》(以下简称《指南》)推荐的运动量是每周中等强度的运动(MPA)150~300 min(最大心率的60%~80%),高强度的运动(VPA)75~150 min(最大心率 >80%)。然而,目前尚缺乏明确的运动强度与全因和心血管死亡关系的研究。2022年发表的一篇文献就此进行了深入探讨。研究者收集了2个大型美国前瞻性队列研究(护士健康研究和卫生专业人员随访研究,1988年至2018年)共116 221名成年人,使用标准问卷评估自我报告的运动情况,随访期间重复评估15次。结果显示,在30年随访中,发生47 596人死亡。结果见表1-3和表1-4。总之,与以上《指南》目前的推荐基础运动量相比,现有推荐的2倍运动量可以带来最大的获益。

表1-3 符合《指南》推荐的中、高强度运动者相比于没有运动者的死亡风险

组别	死亡风险比值(百分率)		
	全因死亡风险	心血管疾病死亡风险	非心血管疾病死亡风险
高强度组(VPA,75~149分钟/周)	0.81(降低19%)	0.69(降低31%)	0.85(降低15%)
中等强度组(MPA,150~299分钟/周)	0.81~0.75(降低19%~25%)		

表1-4 更高强度运动者相比于符合《指南》推荐的运动强度者的死亡率

	运动者强度	死亡率
《指南》推荐2~4倍的运动者	VPA(150~299分钟/周)	降低2%~4%
	MPA(300~599分钟/周)	降低3%~13%
《指南》推荐4倍以上的运动者	VPA(≥300分钟/周)	未降低
	MPA(≥600分钟/周)	未降低

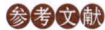

Lee DH, Rezende LFM, Joh HK, et al. Long-term leisure-time physical activity intensity and all-cause and cause-specific mortality: a prospective cohort of US adults[J]. Circulation, 2022, 146(7): 523-534.

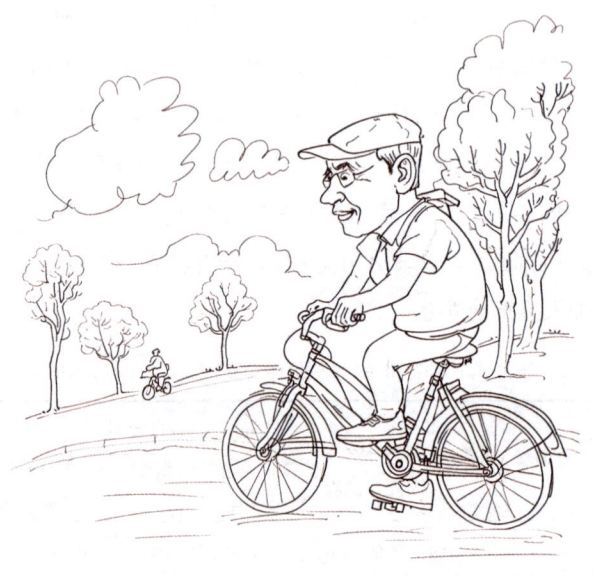

3. 有氧运动的心血管益处

运动都属于有氧运动吗？这并非绝对。区分有氧运动与无氧运动的关键在于身体能否跟上运动的节奏，为运动提供充足的氧气。如快走、慢跑等，只要运动者能保持均匀的呼吸，即可视为有氧运动。跑步、瑜伽、游泳、骑车、有氧操、太极拳、五禽戏、八段锦等都是值得推荐的有氧运动方式，可促进心肺健康，增强肌肉力量，适合各年龄段人群。而百米冲刺、高抬腿等让人气喘吁吁的高强度运动则属于无氧运动。

有氧运动能够锻炼心肺功能，使心脏和肺脏更高效地输送氧气至身体各个部位，不仅可以增强心血管健康，提高肺活量，还能强化免疫系统，增强身体抵抗力，同时，有助于控制体质量，保持良好身材。世界卫生组织（WHO）建议，每周至少应进行150分钟中等强度以上的有氧运动,这对身体健康极为有益。除了有氧运动,无氧运动同样具有吸引力,可以增加肌肉力量、消耗脂肪、增强心肺耐力等。因此,国际上还推荐每周进行2~3次的力量训练,如举哑铃、做俯卧撑等。

无论有氧或无氧运动,最重要的是,选择一种自己喜欢的运动方式,这样才能更容易坚持下去,并获得最佳效果。

瑜伽锻炼有益处

一项研究在运动训练计划中招募了60例诊断为高血压的患者(非同日3次测量,且血压均≥140/90 mmHg)。除了有氧运动训练,患者还被随机分配到瑜伽组或拉伸对照组。在为期3个月的干预方案中,患者每周进行5次30分钟的有氧运动训练及15分钟的瑜伽或拉伸运动。

结果显示,干预3个月后,与拉伸对照组相比,瑜伽组的雷诺(Reynolds)风险评分(一种预测个体未来10年发生心血管事件风险的评估工具)降低更高,且在每周5次30分钟有氧训练的基础上,瑜伽训练更显著地降低受试者的心率与血压。此外,两组的脂质、葡萄糖、超敏C反应蛋白(hs-CRP)水平及弗雷明汉(Framingham)风险评分(一种预测个体未来10年发生冠心病风险的评估工具)都有相似的降低。

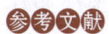

Pandey A, Pandey A, Pandey AS, et al. Impact of yoga on global cardiovascular risk as an add-on to a regular exercise regimen in patients with hypertension[J]. Can J Cardiol, 2023, 39(1): 57-62.

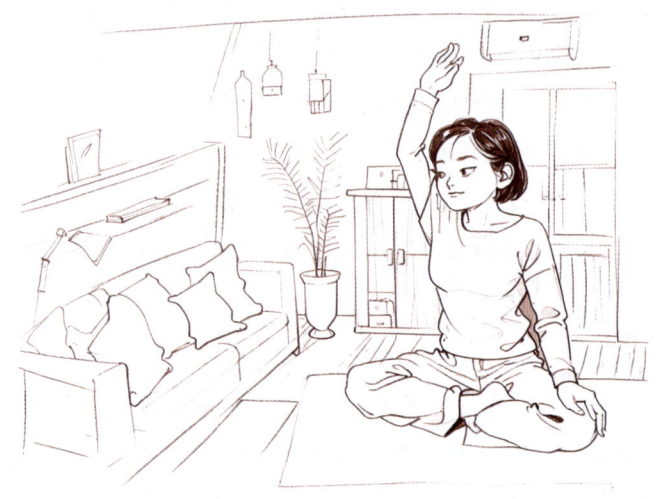

4. 周末集中锻炼的效果一样吗

谁说锻炼必须天天坚持？实际上，周末的集中锻炼同样能为心血管健康带来巨大的益处。

在周末的晨光中，你可以选择在公园的小径上慢跑。随着轻盈的脚步，清晨的微风轻轻拂过脸颊，仿佛是大自然在与你轻轻对话。慢跑是一种低强度但可持续的有氧运动，能有效提升心肺功能，增强心肌力量，并促进血液循环。

此外，你也可以选择加入一场篮球比赛。在球场上，你与朋友们一起奔跑、跳跃、投篮，享受运动的激情与快乐。篮球比赛不仅能锻炼肌肉力量和身体协调性，还能提高心肺耐力，让人在激烈的运动中感受到心跳的加速与血液的沸腾。

这些"周末勇士"[周末勇士（Weekend Warrior）原指那些工作日忙于事业，周末集中 1~2 d 内完成 150 min 中高强度运动（MV-

PA)的人士]的运动模式,不仅能让你的身心得到放松,更能为心血管健康加分。无论你选择哪种方式,只要坚持每周集中锻炼,就能收获满满的健康与活力。让我们一起成为"周末勇士",享受运动带来的无限乐趣吧!

"周末勇士"有同样的心血管获益

一项研究入组2013年6月8日至2015年12月30日89 573例拥有计步器的参与者(平均年龄62岁,女性占56%),分析基于计步器的1周体力活动数据。参与者被分为3组,并对其年龄、性别、种族、烟草使用、饮酒、就业状况、自我报告的健康状况及饮食质量等进行校正。

(1)"周末勇士"组:每周≥150 min的MVPA,且1~2 d内达到总运动量的50%以上。

(2)常规运动组:每周≥150 min的MVPA,但未达到"周末勇士"的状态。

(3)运动不足组:每周＜150 min的MVPA的状态。

结果显示,在多变量校正模型中,两种积极的运动模式("周末勇士"组和常规运动组)均与较低的房颤、心肌梗死、心力衰竭、脑梗死风险相关。见表1-5。

表1-5 3组参与者的心血管疾病发生风险

组别	心血管疾病发生风险			
	房颤	心肌梗死	心力衰竭	脑梗死
"周末勇士"组	降低28%	降低27%	降低38%	降低21%
常规运动组	降低19%	降低35%	降低36%	降低17%
运动不足组	无变化	无变化	无变化	无变化

该大规模人群队列数据库的分析提示：MVPA运动总量50%集中在1~2 d的运动者具有与规律运动人士相似的心脑血管获益。

参考文献

Khurshid S, Al-Alusi MA, Churchill TW, et al. Accelerometer-derived "Weekend Warrior" physical activity and incident cardiovascular disease[J]. JAMA, 2023, 330(3): 247-252.

5. 锻炼就不会得心脏病了吗

心脏病的发生涉及诸多因素，不仅是因为缺乏锻炼，还与高血压、糖尿病、高脂血症、吸烟、肥胖等风险因素紧密相关。这些风险因素相互交织，对心脏健康构成威胁。

锻炼对心脏确实具有积极的影响。适当运动能够增强心脏功能，使其跳动更为稳健、有力。定期锻炼如同为心血管系统"充电加油"，有助于维护心脏的健康。

值得注意的是，过度运动可能会给心脏带来额外负担，反而不利于心脏健康。在每年的马拉松比赛中，总能看到一些选手因身体不堪重负而倒下，但并非运动本身的问题，而是这些参赛者并不适合进行如此高强度的锻炼。因此，在选择运动方式和强度时，必须充分考虑个人的身体状况，避免盲目跟风。女性的心血管系统与男性存在诸多差异，比如，更年期是女性心血管疾病风险增加的一个关键时期。由于激素水平的变化，女性更年期的代谢和心血管系统都可能受影响，因此在开始任何运动计划前，进行全面的身体检查非常必要。

对于心脏病的防治,需要采取综合措施。除了适当的锻炼,还需要控制血压、血糖及血脂水平,戒烟并减重,以全面降低心脏病的风险。当然,每个人的身体状况不同,适合的运动方式和强度也会有所差异。为了健康,应该选择科学、合理,并适宜的运动方式。

运动和代谢或共同影响心血管健康

运动和代谢的健康水平是保持心血管健康生活方式的重中之重。目前,关于两者对人体长期心血管事件影响的研究较少。研究者利用女性缺血性心脏病(WISE)前瞻性队列数据(1996年至2001年入组),通过自我报告的Duke运动状态指数(DASI)等评估,探讨运动和代谢状况对接受有创冠状动脉造影且有缺血性心脏病的女性患者的主要不良心血管事件(MACE)等长期预后的影响。

结果显示,在中位随访8.6年期间,共纳入492例患者。与运动健康、无代谢综合征的女性相比,存在代谢综合征的女性,即使运动健康,其MACE和死亡风险仍会增加;如果再伴有运动不健康,MACE和死亡风险则会更高。见表1-6。

表1-6 运动健康+代谢综合征女性和运动不健康+代谢综合征女性相比于运动健康、无代谢综合征女性的MACE及死亡风险(倍)

项目	MACE风险	死亡风险
运动健康+代谢综合征女性	1.52	1.96
运动不健康+代谢综合征女性	2.42	3

研究结果表明,运动健康与代谢综合征均显著影响女性的长期心血管预后。不论是改善代谢水平、控制"三高"危险因素,还是保持每天的运动活力,对女性健康都缺一不可。

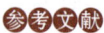

Quesada O, Lauzon M, Buttle R, et al. Fitness attenuates long-term cardiovascular outcomes in women with ischemic heart disease and metabolic syndrome [J]. Am J Prev Cardiol, 2023, 14: 100498.

三、规律睡眠

1. 充足的夜间睡眠能够保护心血管健康吗

研究表明,睡眠是人体修复损伤、保持新陈代谢的重要环节。良好的睡眠对心血管健康至关重要,有助于维持血压稳定,降低心血管疾病的风险。2022年,美国心脏协会(AHA)将良好的睡眠列入推荐的心血管健康生活方式,从而将沿用多年的生命简单七法则(Life's Simple 7)升级为生命八要素(Life's Essential 8)。同时在"优质睡眠"倡议中强调,睡眠对心血管健康的影响不仅在于睡眠时间的长短,更在于质量的好坏,倡导大家要保证拥有深度、无干扰、恢复性好的睡眠。

那么,每天晚上几点入睡及睡多久最好呢?这个问题因人而异,没有固定答案。有些人,比如爱因斯坦每天只睡4 h也能状态极佳,但大多数人还是需要7~8 h的睡眠。医学专家建议晚上最好10:00-11:00入睡。

长期熬夜可能引起体内激素水平紊乱,导致血管时而收缩、时而舒张,血压就会像过山车一样起伏不定。这对身体可不好!长期熬夜还会影响大脑功能,比如记忆力下降、反应迟钝等。最严重的是,长期熬夜可能增加心源性猝死的风险。因此,为了身体健康,还是应该按时睡觉,避免长期熬夜。当然,如果你是狂热的球迷，偶尔为了观看比赛牺牲一下短暂的睡眠时间也是可以理解的，但务必注意适度。

除了熬夜，昼夜颠倒的生活也会促使心力衰竭、心肌梗死等心血管事件的风险飙升。研究者近年还发现，睡眠时间不规律相比早睡、晚睡、早起等睡眠指标，可增加冠状动脉钙化和踝肱指数（踝动脉和肱动脉收缩压的比值）异常的发生率，更显著地影响动脉粥样硬化的发生。因此，应尽可能避免乱补觉，不规律的睡眠习惯可能会打乱身体的生物钟，反而对健康不利。总之，保证睡眠的规律性对心血管健康也非常重要。

保持健康规律睡眠其实很简单。每天晚上10:00后，找一张舒适的床铺躺下来，然后美美地睡上6~8 h。安静的环境、适宜的室温和湿度等都是提高睡眠质量的关键因素。如果你长期失眠或者睡眠质量差，可以尝试一些助眠方法，如适当运动或服用适量褪黑素等，但要注意避免药物滥用或产生依赖。最好寻求医生的帮助，获得一些有效改善睡眠的建议。

睡眠不足6 h可增加高血压发生风险

一项基于护士健康队列的研究通过16年随访，分析了睡眠对心血管疾病的影响。共66 122名参与者在基线（2001年）时均无高血压，每2年评估1次高血压诊断情况。

结果显示，该研究共记录25 987例高血压患者。消除干扰因素后，与7~8 h睡眠时间的女性相比，睡眠时间较短女性的高血压风险显著增高10%，其中睡眠时间6 h女性增高7%；而睡眠时间较长女性的高血压风险差异无统计学意义。与极少入睡或睡眠困难的女性相比，偶有和通常有睡眠障碍女性的高血压风险分别升高14%和28%。清晨早醒与高血压风险无关;夜班或夜班时间对结果无影响。

尽管本研究中睡眠质量判断是基于特殊职业人群的问卷调查,但约6.6万例参与者16年的高血压随访数据对于分析睡眠障碍与高血压发生的因果关系有一定支撑价值。睡眠作为八大心血管健康要素之一,必须予以重视。

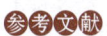
参考文献

Haghayegh S, Strohmaier S, Hamaya R, et al. Sleeping difficulties, sleep duration, and risk of hypertension in women[J]. Hypertension, 2023, 80(11): 2407-2414.

2. 午睡不宜时间过长

午睡其实是一门深奥的学问。适度午睡能使人焕发精神,而不当的午睡却可能让人越睡越疲惫。

首先,要明确午睡多久才合适。许多人在中午会陷入深深的睡眠,甚至一直睡到天色渐暗。这样不但浪费了下午的时间,还可能导致晚上难以入睡。实际上,午休的最佳时长大约是1 h,这样既可以恢复精力,又不会干扰晚上的睡眠。因此,切忌过度沉睡。

其次,吃完饭应避免立即躺下。很多人在午餐后感到极度困倦,这是因为饭后血液流向胃部以加快消化,导致大脑血液相对不足。此时,若立即躺下睡觉,可能会引发胃部消化不良和积食。消化功能较弱的老年人,更应特别注意这一点。建议吃完饭稍作走动,帮助消化,再去享受一个舒适的午觉。

最后,午睡的环境应该舒适、宁静。尽量寻找一个安静的地方平躺下来,并确保腹部得到充分的保暖,避免受凉。这样的午睡环境能让人醒来感到神清气爽,腰酸背痛的问题也会得到缓解。

现在,你已经了解午睡的小技巧?别再随意午睡了,掌握这些技巧,让你的午后时光充满活力。

午睡过久与高血压发生相关

有研究显示,午睡时间过长与高血压等心血管疾病发生相关。而午睡时间过长往往又与夜间睡眠不足或质量较差相关。该研究收集了9247名中老年人睡眠与心血管疾病发生情况的数据进行分析。

结果显示,总睡眠时间<6 h和午睡/夜间睡眠比率≥0.4,中老年人高血压发生风险分别增加1.168倍和1.712倍。午睡/夜间睡眠比率≥0.4与≥60岁男性中老年人的高血压风险增加相关,总睡眠时间<6 h与<60岁男性中老年人的高血压发生风险增加相关。此外,夜间睡眠持续时间<6 h与女性中老年人的心血管疾病发生风险增加相关。本研究结果提示睡眠不足(主要是夜间持续睡眠时间<6 h)与高血压等心血管疾病显著相关。

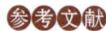

Lin L, Huang J, Liu Z, et al. Associations of siesta and total sleep duration with hyepertension or cardiovascular diseases in middle-aged and older adults [J]. Clin Cardiol, 2023, 46(2):159-170.

3. 打鼾是睡得好吗

倒头就睡,打呼声震天响,一觉睡到天亮,这听起来好像是超级能睡、睡眠质量超好的表现。但事实果真如此吗?有没有这样的情况,比如虽然感觉晚上睡得很好,但第2天仍可能没有精神、感到困倦,其实背后隐藏着健康问题,称为睡眠呼吸暂停低通气综合征(OSAS)。简而言之,其就是指在睡觉时,呼吸突然停止。听起来似乎有些吓人,在生活中却并不少见。

更为严重的是,OSAS与心血管疾病发生密切相关。多项研究已证实,OSAS患者发生心血管疾病的风险显著上升。OSAS为什么会与心血管疾病扯上关系呢?首先,OSAS患者在睡眠中反复出现呼吸暂停,将会导致血液中含氧量下降,从而刺激心脏加速跳动,长期作用,使心脏负担加重,从而增加高血压等心血管疾病的发生风险。其次,呼吸暂停还会引起血压波动,进一步影响心血管健康。最后,OSAS患者往往睡眠质量不佳,长期睡眠不足和疲劳也会增加心血管疾病的发生风险。

OSAS的症状包括晚上打鼾、呼吸暂停及白天嗜睡。除了这些症状,患者还可能出现晨起头痛、注意力不集中、记忆力减退等症状,这些症状不但影响患者的日常生活和工作,还可能引发更为严重的健康问题。一旦怀疑自己或他人可能患有OSAS,务必及时去医院检查,了解睡眠状况。尤其是体质量超标、过量饮酒、长期吸烟、存在上气道解剖结构异常者,以及男性人群,更需要格外警惕OSAS的发生。

医生通常会采用多导睡眠仪或简易的居家睡眠监测等方法进行OSAS的诊断。一旦确诊,治疗至关重要,包括减重、戒烟、限酒有效预防OSAS;侧睡有助于减轻症状;中重度患者首选佩戴呼吸机；鼻息肉、鼻中隔偏曲等患者可考虑手术治疗；积极治疗高血压、冠心病等并发症。

总之，OSAS与心血管疾病之间的关系不容忽视。大家应该关注自己的睡眠状况，并进行科学管理，从而降低心血管疾病的发生风险，保持健康的生活状态。

睡眠呼吸暂停与心血管疾病发生相关

尽管大多数OSAS患者的主诉是白天嗜睡，但仍有很多无嗜睡症状的OSAS患者存在，且因疾病隐匿而未得到有效治疗。

一项研究分析了3626名接受夜间Ⅳ型睡眠监测的中国社区人群数据。结果显示，睡眠呼吸障碍（SDB）发生率为30.7%（1114/3626），其中96.5%（1075/1114）为非嗜睡型SDB。氧饱和度下降指数（ODI，是指在睡眠过程中，每小时血氧饱和度下降≥3%或≥4%的次数）是OSAS的典型夜间间歇性缺氧指标，与心血管疾病的患病率之间存在非线性关联，与心血管疾病发生有独立相关性。

参考文献

Wang LL, Ou Q, Shan GL, et al. Independent association between oxygen desaturation index and cardiovascular disease in non-sleepy sleep-disordered breathing subtype: a chinese community-based study[J]. Nat Sci Sleep, 2022, 14: 1397-1406.

Part 1　塑造健康的生活方式

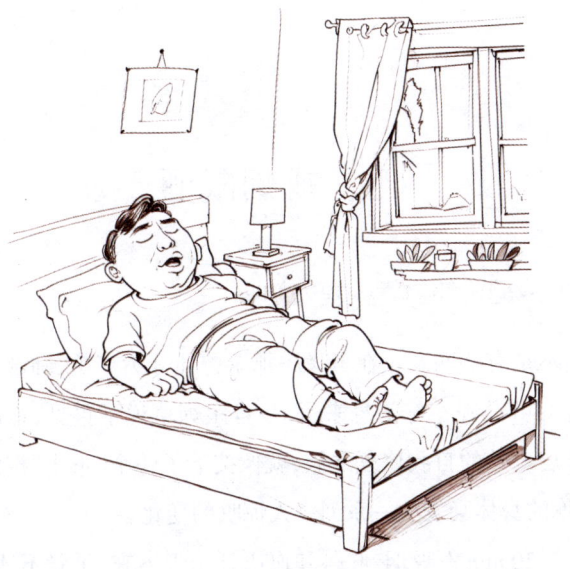

四、戒烟限酒

1. 戒烟可使血管恢复如初吗

是不是有些朋友正在考虑跟那个曾让牙齿变黄、肺部不适的烟草说"拜拜"呢？好消息来了，一旦跟烟草说了再见，你的身体就会开启奇妙的自我修复之旅，就像按下了一个"重生"按钮。戒烟后，你的身体会发生一系列令人惊叹的变化。

（1）20 min 不吸烟：心跳和血压开始慢下来，手脚不冰了，就像从冬日的寒风中走到春日的暖阳下。

（2）12 h 不吸烟：那个坏蛋一氧化碳开始溜走，让氧气大哥有更多位子坐，肺部也开始深呼吸，感觉像换了一个新滤芯。

（3）2 周到 3 个月不吸烟：走路变得轻快起来，不再像背了个大石头，肺活量升级，能够多吸点新鲜空气，享受自由。

（4）1 年不吸烟：心血管疾病的死亡风险骤然减半，恭喜你！

（5）5 年不吸烟大关：脑卒中威胁降低一半，这是多么美妙的事情啊！

（6）10 年不吸烟传奇：肺癌的凶险也被砍掉一半，就像把恐怖的"大魔王"变成"小怪兽"。

不过要注意，这个恢复速度可能因人而异，保持健康的生活方式和定期体检很必要，就像是给身体上了"保险"，让恢复之路更加顺畅。

特别提醒一下,对于那些烟龄20年以下(平均每天<1包)的人群,戒烟后,心脏的恢复能力令人欣喜,能够无限接近从未吸烟水平。如果你和烟草的"恋爱史"超过20年,那么心血管可能多少会有点"怨念",不太能完全恢复到年轻时的模样。不过要记住,及时刹车总比撞墙强,戒烟绝对能给你带来健康的好处,关键是坚持和防止复吸,让身体始终保持在最佳状态。

戒烟为心脏带来显著获益

在稳定性冠状动脉疾病(CAD)患者中,吸烟是公认的心血管事件复发的风险因素。为了更好地了解CAD患者的吸烟状态如何变化,以及其如何与后续心血管事件相关联,研究者分析了CLARIFY注册数据,即稳定性CAD患者的前瞻性观察纵向登记。

结果表明,在确诊CAD后戒烟的患者中,无论何时戒烟都能显著改善心血管疾病预后,不良心血管事件风险降低44%。与没有改变吸烟习惯的吸烟者相比,减少吸烟量的吸烟者发生不良心血管事件的风险没有显著变化。在确诊CAD后,吸烟者每多吸烟1年,发生不良心血管事件的风险就会增加8%。虽然与吸烟者相比,戒烟者的不良心血管事件风险迅速显著降低,但从未达到从不吸烟患者的心血管事件风险水平,即使在戒烟多年后也是如此。

由此可见,对诊断为CAD的吸烟者进行及时干预是很关键的,需要明确地告诉他们仅减少吸烟是不够的,应反复强调戒烟的必要性;戒烟越早越好,而且永远不算晚。

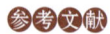

参考文献

Mesnier J, Giovachini L, Danchin N, et al. Trajectories in smoking habits and outcomes in patients with stable coronary artery disease. European Heart Journal, 2024, 45 (Suppl 1): v1.

2. 电子烟是香烟的安全替代，还是健康陷阱

在今天这个潮流涌动的时代，电子烟仿佛成了年轻人的新挚爱。你随处可见那些挂着"Relax悦客"招牌的小店，或者时尚男女颈上悬挂的那些小玩意儿。电子烟，似乎成了时髦代名词，一度被看作比老烟枪更酷、更健康的选择。先别急着给你的电子烟点赞，科学界对其的看法尚未形成定论呢！

首先，说说尼古丁，这个让人欲罢不能的小东西。是的，电子烟里也有它，一旦染上就难以戒断。尼古丁具有成瘾性，它能够迅速通过血液传送到大脑，促使大脑产生多巴胺，从而有愉悦和兴奋的感觉，但这种效果很快会消失，导致吸烟者产生烦躁不安、易怒等反应，并渴望再次吸食。虽然不同于普通烟草燃烧的烟雾中含有大量致癌物，但研究发现电子烟同样可能让人的呼吸急促，甚至引发肺部炎症。所以，千万不要以为吸电子烟就能跟呼吸问题说了"拜拜"。

其次，是心脏问题。有研究指出，电子烟可能让你的心血管系统承受更多压力，增加心血管疾病和脑卒中风险。因为电子烟的"烟"中不只有水蒸气，里面其实还隐藏着一些化学成分，对身体或许不是那么友好。

最让人头疼的是，电子烟毕竟是新鲜事物，关于它的长期

影响,科学家还不确定。所以,虽然电子烟中的有害物质相对传统香烟少了点,也许看起来安全些,但并不代表你就能"高枕无忧"。

值得注意的是,美国已经对口味繁多的电子烟说"不"。原因很简单,那些薄荷味、水果味的电子烟可能会让青少年对吸电子烟趋之若鹜,最终让他们陷入尼古丁的深渊。

由此可见,电子烟可能比传统烟草显得洋气,但与"健康"两个字还真搭不上边。对于那些关注心脏健康的朋友来说,戒烟才是硬道理。此外,至今为止,电子烟帮助戒烟的有效性还缺乏严谨的科学证据。如果你正在寻找戒烟的方法,请考虑更靠谱的方式,比如尼古丁替代疗法或寻求专业的心理辅导。这些方法将更有助于你远离烟草,保护心脏免受伤害。电子烟并非戒烟的"万能钥匙",希望通过电子烟来降低心血管风险就是一个误区。下次想吸电子烟时,不妨想想这些,或许能帮你灭掉那股冲动。

电子烟与心血管健康

一项来自美国的研究提供了32 320名成年参与者在4年时间内接受心血管健康长期观察的相关数据。结果显示,6515名吸传统烟者与1858名同时混合吸电子烟和传统香烟者,两组的心血管风险并未因为使用电子烟而有所下降。相比从未吸烟人群,两组的心血管事件风险分别增加1.53倍和1.54倍。而专门使用电子烟的822名参与者,虽然其心血管事件风险看似并未上升,但因为仅41例报告了相关事件,故难以得出可靠的结论。

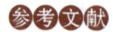 **参考文献**

Berlowitz JB, Xie WB, Harlow AR, et al. E-cigarette use and risk of cardiovascular disease: a longitudinal analysis of the PATH study (2013–2019)[J]. Circulation, 2022, 145(20): 1557–1559.

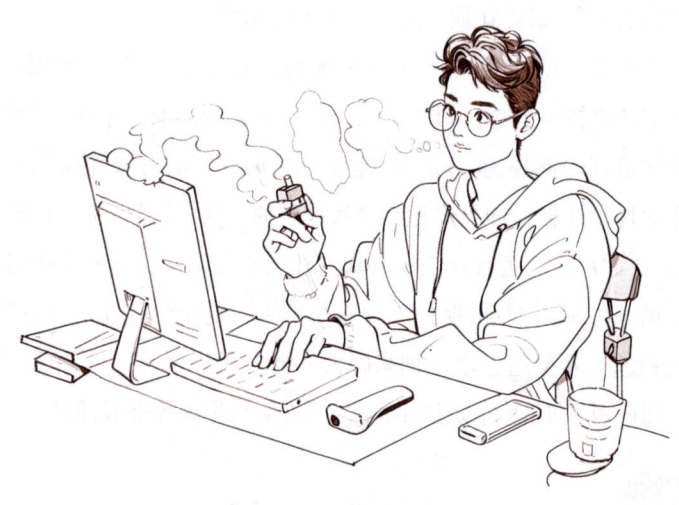

3. 酒后心率加快，节假日的健康关注

酒后心率加快是一个值得关注的问题，尤其是逢年过节，在与朋友把酒言欢时。了解乙醇对心率的影响，对于有基础心脏疾病的人群来说更加重要。

酒后心率加快的主要原因是乙醇刺激交感神经系统，使其高度兴奋，导致心率加快；同时乙醇代谢产生的乙醛引起血管扩张，降低血压，需要心脏加速跳动以维持正常循环。此外，乙醇的利尿作用导致体内脱水和血液黏稠度增高，加重心脏负担，而代谢过程中的能量平衡干扰也会进一步加快心率。

个体对乙醇的反应存在很大差异,主要取决于体内乙醇脱氢酶和乙醛脱氢酶的活性。有些人因为乙醛脱氢酶活性低,导致乙醛积聚,容易出现脸红和心跳加速的症状。了解体内含有的乙醇脱氢酶和乙醛脱氢酶的活性,可以帮助你判断自己的饮酒耐受性,也就是"酒量"。

对于心脏病患者,饮酒须格外小心。乙醇摄入后可能导致心跳加速,从而加重心脏的工作量,并可能增加心脏病发作的风险。因此,心脏病患者应当限制饮酒,避免过量,并注意观察心率的变化;如有需要,及时咨询医生。同时,乙醇可能影响心脏病治疗药物的效果,增加不良反应发生的风险。女性对乙醇的敏感性可能更高,因此更应注意适量饮酒。

虽然小酌怡情,但你需要谨慎对待。了解乙醇对心率的影响,控制饮酒量,并注意身体的反应,是保护心脏健康的关键。适量饮酒,理性看待乙醇的"魔力",让每次欢聚既健康又安全。

心率存在乙醇效应,且女性更敏感

一项研究关注了乙醇对健康青年男女的心率等心血管生理指标的影响。该研究纳入 145 名 27~31 岁的健康成年人,其中 88 人(女性 52 名)饮用含乙醇饮料,57 人(女性 35 名)饮用无乙醇的安慰剂饮料。研究在模拟酒吧环境中进行,旨在观察目标呼出乙醇浓度(BrAC)达到 0.08 g%(即每 100 mL 血液中含乙醇 0.08 g)时的变化。结果显示,在饮料准备过程中,两组参与者的心率即均有所增加。在实际饮酒过程中,选择安慰剂饮料人群的心率随时间而降低,而饮用乙醇饮料人群的心率却持续升高,女性的增速更突出。只有饮用含乙醇饮料的参与者在 BrAC 上升至峰值并随后下降的过程中保持较高水平的心率,尤其在 BrAC 上升阶段,女性的心率加速显著。在环境中存在乙醇相关线索时,女性对乙醇引起的心率增加敏感性更高。

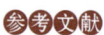
参考文献

Cofresí RU, Bartholow BD, Fromme K. Female drinkers are more sensitive than male drinkers to alcohol-induced heart rate increase[J]. Exp Clin Psychopharmacol, 2020, 28(5): 540-552.

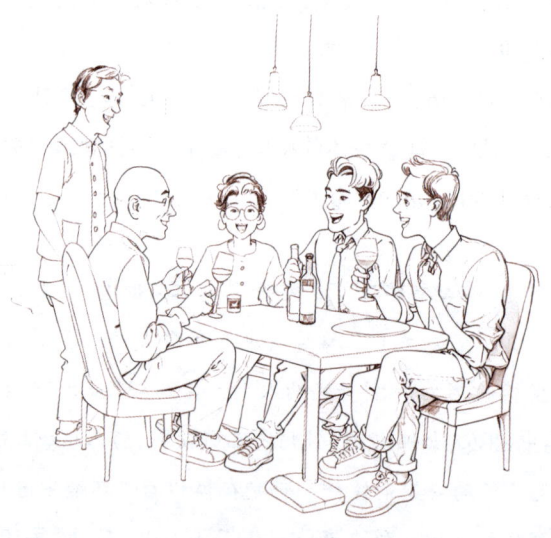

4. 戒掉烟酒,可完全避免冠心病吗

很多人认为,只要戒烟戒酒,就能远离冠心病。然而,实际情

况却并非如此。尽管戒烟戒酒确实能降低冠心病的风险,但烟酒并不是冠心病发生唯一的影响因素。冠心病发生是多种因素共同作用的结果。

可能导致冠心病的原因有以下5个方面。

(1) **遗传因素**:如果家族中有冠心病患者,即使你不吸烟、不喝酒,仍可能遗传增加冠心病风险的基因。

(2) **高血压**:它会增加心脏的工作量,使其长期高负荷运转,进而增加冠心病的发生风险。

(3) **高胆固醇水平**:某些人天生胆固醇水平较高,或者由于不健康的饮食习惯导致血脂过高,从而引发动脉硬化,增加冠心病的发生风险。

(4) **糖尿病**:它会让血糖升高,对心脏造成影响,是冠心病的重要风险因素。

(5) **缺乏锻炼**:即使戒烟戒酒,如果不经常运动,心脏也会像生锈的机器,易出毛病。

虽然戒烟戒酒能帮助降低冠心病的发生风险,但要全面预防冠心病,还需要注意其他健康因素。保持健康的生活方式,包括合理饮食、定期运动,以及控制血压、血糖及胆固醇水平,才能更有效地降低冠心病的发生风险。特别是对于有冠心病家族史或其他潜在风险因素的人群,及时咨询医生进行评估和预防非常重要。医生可以帮助你制订个性化的预防方案,确保心脏健康,远离冠心病的困扰。

身体活动量和强度与冠心病有密切关系

美国著名期刊 Circulation 发表了一项 12 516 名中老年男

性参与的"身体活动量和强度与冠心病风险之间关系"的研究结果，参与者平均年龄为57.7岁（年龄39~88岁），跟踪1977年至1993年的健康状况。基线时，通过步行距离、爬楼梯次数及参与体育或娱乐活动的情况，以评估每周的身体活动量（以kJ为单位）。

随访期间，共发生2135例冠心病事件，包括心肌梗死、心绞痛、血运重建及冠心病死亡。结果显示，与每周消耗少于2100 kJ的男性相比，每周消耗2100~4199 kJ、4200~8399 kJ、8400~12 599 kJ，以及≥12 600 kJ的男性患冠心病的风险分别降低了10%、19%、20%及19%。具有高危冠心病风险因素的男性，与每周消耗<4200 kJ者相比，每周消耗≥4200 kJ者的冠心病风险明显降低。

参考文献

Sesso HD, Paffenbarger RS Jr, Lee IM. Physical activity and coronary heart disease in men : the harvard alumni health study[J]. Circulation, 2000, 102(9): 975-980.

五、心理平衡

1. 压力大时,血压会升高吗

相信大家对这种情景并不陌生:有些人在医生办公室或医院测量的血压会远高于平时在家自测的血压,而离开医疗环境后血压又恢复如常。在医疗环境中,由于紧张和焦虑导致的血压升高,在医学上称为"白大褂高血压"。由此可见,人们在精神紧张时会有血压升高的表现。

精神压力对血压的影响可以分为短期和长期两方面。面临压力时,身体会产生应激反应,释放大量促肾上腺皮质激素、糖皮质激素、血管紧张素等,从而促使心跳加快,血管收缩,导致血压暂时性升高。一旦压力状态减轻,血压也会逐渐恢复至正常水平。精神压力对血压的短期影响是一种动物在进化过程中为了应对潜在的威胁或紧急情况而形成的生理反应,通常是自我调节的反映。长期影响则是由于长时间处于精神压力的状态中,使得这种应激反应可能持久化,导致血压长期升高,造成心肌肥厚、心腔扩大,大大增加心脏病及脑血管疾病的发生风险。

然而,无论是短期还是长期影响,都会对机体造成不良后果。在紧张节奏下工作的人群更应锻炼自己的"抗压(压力)""控压(血压)"能力。维持正常血压对于心脏健康至关重要,其中有效的精神压力管理是关键所在,包括深呼吸、冥想、锻炼、良好睡眠、寻求社交支持等。在日常生活中,要定期进行体育锻炼和保持健康生活方式,尽量生活规律,及时排解不良情绪。如果出现持续的精神压力、情绪及血压难以自控,务必及时寻求医生的帮助。

硬核证据 紧张、焦虑与血压升高相关

一项研究使用2017年至2021年京津冀地区社区自然人群慢性病队列研究(CHCN-BTH)的数据,纳入5624例参与者,评估了人群抑郁、焦虑及压力症状与基线血压水平和随访血压升高之间的关联性。11.4%的参与者有自我报告高血压病史,其中13.5%的参与者收缩压≥140 mmHg,9.6%的参与者舒张压≥90 mmHg。采用21条目的抑郁、焦虑、压力量表(DASS-21)评估抑郁、焦虑、压力症状。

结果显示,在排除基线存在血压升高、自我报告高血压及服用降压药物的患者后,基线焦虑状态与基线收缩压和舒张压呈正相关,基线焦虑症状的个体随访时出现收缩压≥140 mmHg和舒张压≥90 mmHg的风险分别增加48%和56%。亚组分析显示,这种正相关独立于抑郁和压力症状,且在男性及受教育程度较高的个体中更明显。

参考文献

Qi H, Wen FY, Xie YY, et al. Associations between depressive, anxiety, stress symptoms and elevated blood pressure: findings from the CHCN-BTH cohort study and a two-sample Mendelian randomization analysis[J]. J Affect Disord, 2023, 341: 176-184.

2. 心理状况与心血管健康有关吗

心理状况与心脏健康之间存在密切联系,如精神高度紧张、心理压力过大是引起功能性早搏的主要诱因,情绪敏感和过度焦虑的人群容易出现胸口闷、喘不上气、胸口疼痛的症状。以下3个方面常见的心理状况与心血管健康关联密切。

(1)压力与焦虑:这类患者紧张、害怕、烦躁的情绪容易导致激素紊乱而出现血压升高、心慌、胸闷、呼吸急促,甚至呼吸困难,更有甚者可能伴有神经功能障碍,出现窒息感、失控感甚至濒死感。在激素、神经系统及其他因素的多重影响下,长期压力和焦虑易造成房性或室性早搏、心绞痛等疾病,甚至心肌梗死的风险也高于焦虑程度比较低的人群。

(2)抑郁症:首先,抑郁可影响个人的生活方式,比如摄入高糖、高脂食物寻求短暂的舒适感,或对运动等兴趣减少而缺乏锻炼,这些不良的生活方式是心脏疾病发生的隐患;其次,长期抑郁会使体内激素水平失衡,造成血管收缩,增加心脏负担,造成心功能减退、心肌肥厚等改变。另外,抑郁还会影响机体血液循环,使血小板更容易聚集形成血栓,更易导致心肌梗死和脑栓塞。

(3)社交孤立(或孤独感):首先,社交孤立或孤独感会"摧毁血管",加速心血管系统的老化,增加心血管疾病的风险;其次,有学者指出孤独感的危险相当于酗酒或每天吸烟15支,会削弱免疫系统,增加患病风险。另外,这种情绪会使人更倾向于养成"坏习惯",如摄入高热量、高脂肪、高糖分饮食,影响身体健康。

总之,保持良好的心理健康对于预防心脏疾病至关重要,包括有效处理压力、焦虑及抑郁等情绪,建立良好的社交网络并保持积极的社交关系,以及注重高质量的睡眠等。此外,采取健康的生活方式,如均衡营养的饮食和定期锻炼等,均对心脏健康有积极影响。未来,为了降低心脏疾病的发生风险,更应注重人群的精神心理健康。双"心"都好,才是真的好啊!

硬核证据 精神障碍增加心血管疾病的发生风险

一项研究分析了存在精神障碍年轻人群的心血管事件发生情况。共纳入 6 557 727 例平均年龄 31 岁的参与者,其中 13.1% 的参与者至少有 1 种精神障碍,主要包括焦虑症(47.9%)、抑郁症(21.2%)及失眠症(20.0%)等。中位随访 7.6 年,并调整相关协变量。

结果显示,与无精神障碍的参与者相比,有任何精神障碍参与者的心肌梗死发生风险增加 58%,缺血性脑卒中发生风险增加 42%。其中,抑郁症、失眠症、焦虑症等精神障碍参

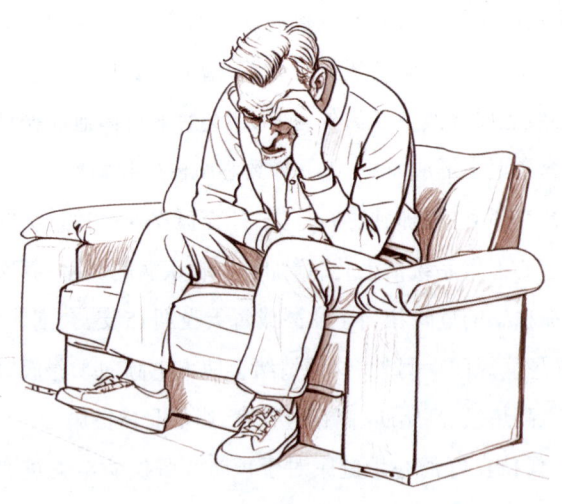

与者发生心肌梗死、缺血性脑卒中的风险显然更高。

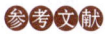参考文献

Park CS, Choi EK, Han KD, et al. Increased cardiovascular events in young patients with mental disorders: a nationwide cohort study[J]. Eur J Prev Cardiol, 2023, 30(15): 1582-1592.

3."心病"还得"心药"医

"心病"还得"心药"医,是指心血管疾病不仅需要依靠药物治疗来缓解症状,同时需要关注患者的心理状态,一句话道出了药物治疗和维护心理健康同样重要的要诀。

高血压、冠心病等最常见的心血管疾病需要长期服用药物控制病情,但是只有药物治疗远远不够。如果心理状态不稳定,如工作压力、家庭矛盾、人际关系等引起长期焦虑、抑郁、紧张,同样会增加这些疾病的发生风险及严重程度。

因此,"心药"有两个层次含义:一是治疗心脏疾病的药物;二是进行心理健康的维护。治疗心血管疾病的药物可以通过去医院定期复查,遵医嘱配药。心理健康的维护则需要通过以下方式自我调节。

(1)学会自我调节,比如通过运动、放松练习、音乐、阅读等适宜自己的方法来缓解压力和负面情绪。

(2)注重自我认知,了解自己的优点与不足,并为自己设定合理的目标和期望。多与家人、朋友、同事等交流,分享自己的心情和感受,获得更多的支持和理解。

(3)通过参加社交活动、志愿服务等方式来丰富个人生活,

增加自信心和保持乐观态度。

总之,"心病"还得"心药"医。只有在身体和心理都得到充分关注和照顾的情况下,你才能真正享受健康、快乐的生活。鉴于心理和心血管疾病之间的紧密关系,即使在面对疾病挑战时,也应牢记"心态好,病情稳"!

 治疗抑郁可降低心血管疾病发生及全因死亡风险

一项英国研究纳入了636 955例45岁以上无心血管疾病和痴呆的抑郁症患者,以心理干预后患者健康问卷9(PHQ-9)评估得分降低≥6分且焦虑状态无恶化为抑郁症状改善,并进一步分析抑郁症和心血管疾病的关系。

结果显示,在中位随访3.1年期间,共发生49 803例心血管事件,14 125例死亡,59%的患者抑郁症状改善。调整年龄、种族、性别等因素后,抑郁症状改善使心血管疾病发生及全因死亡风险分别降低12%及19%;且抑郁症状改善与心血管疾病发生及全因死亡风险降低的相关性在45~60岁患者中更显著。见表1-7。

表1-7　抑郁症状改善与心血管疾病发生风险和全因死亡风险的关系

项目	45~60岁患者	60岁以上患者
心血管疾病发生风险	降低15%	降低6%
全因死亡风险	降低22%	降低15%

由此证实,治疗抑郁症可明显降低心血管疾病发生风险和全因死亡风险,应尽早接受干预,使获益最大化。

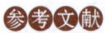

El Baou C, Desai R, Cooper C, et al. Psychological therapies for depression and cardiovascular risk: evidence from national healthcare records in England [J]. Eur Heart J, 2023, 44(18): 1650-1662.

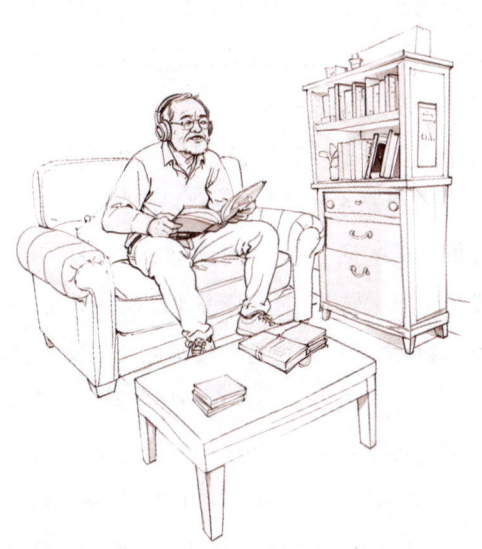

4. "心"病的心理评估

心理健康不容小觑。严重的心血管疾病可能会导致心理问题,心理问题反过来又会影响心血管健康,并对疾病的治疗和预后产生不良影响。那么怎样才能判断身边的心血管疾病患者是否存在心理问题呢?在生活中,通过观察患者的行为和情绪变化可以初步判断,下面有一些病例以供参考。

(1)有10年高血压病史的老李在独生女儿离家上大学之后出现"反常情绪",变得较敏感、看电视情绪波动大、经常落泪,看到女儿大学所在的城市刮风、下雨则极易紧张。

(2)1年前刚植入过心脏支架的老王在失业后出现了"反常

行为"，以前的他老实憨厚，现在经常抱怨、发牢骚，还出现睡不着觉、没胃口等症状，胸口再次像被一块大石头压住了，并出现针刺样疼痛。

（3）10年房颤病史的老郑在老伴去世后出现"反常社交"，开始出现回避社交、与家人和朋友的关系逐渐疏远。以前人缘很广的他现在经常出现人际关系问题。

（4）血脂偏高的小马和相恋2年的女朋友分手后出现"反常习惯"，原本为了血脂水平达标，习惯早起健身、严格身材管理的他突然放弃原本的生活方式，不再坚持规律运动，开始暴饮暴食，生活习惯发生了巨大转变，朋友都说他像换了个人一样。

上述"反常情绪""反常行为""反常社交""反常习惯"，都是我们判断身边的心血管患者是否存在心理问题的依据，必要时也可以网上搜索专业评估量表，如焦虑抑郁自评量表（HADS）、心理健康问卷（GHQ）等进行初步判断。有困难，尽快就医，寻求专业医生、心理咨询师等人士的帮助。通过多方面的观察和评估，及时的专业介入和支持，更好地评估患者的心脏疾病及心理疾病，有针对性地进行干预和治疗，全面保障患者的健康。

未来，心血管疾病患者的数量仍可能上升，准确判断心血管疾病患者的心理问题。加强对其心理问题的治疗和干预尤为重要，多学科交叉合作可提升心血管疾病患者的疗效和心理健康。

重视心血管疾病患者的心理状况

一项研究入选了年龄＞65岁包括患有自我报告的心力衰竭病史或正在治疗的肺癌、结直肠癌、乳腺癌或前列腺癌的参与者，使用退伍军人RAND-12身体健康状况评分（PCS）

和心理健康状况评分(MCS)评估心力衰竭和肿瘤患者的身体及心理状况,评分范围在0~100分,平均为50分(基于美国正常人群)。

结果显示,在心力衰竭参与者(71 025人,女性占54%)中,平均PCS及MCS均显著低于癌症患者,包括肺癌、结直肠癌、乳腺癌及前列腺癌。由此可见,心力衰竭患者的身体及心理状况的评分更加低下。见表1-8。

表1-8 心力衰竭和肿瘤患者退伍军人RAND-12身体健康状况评分(PCS)和心理健康状况评分(MCS)比较(分)

项目	心力衰竭	肺癌	结直肠癌	乳腺癌	前列腺癌
PCS	29.5	31.2	35.6	37.7	39.6
MCS	47.9	49.5	50.0	52.0	53.0

参考文献

Shah KP, Khan SS, Baldridge AS, et al. Health status in heart failure and cancer: analysis of the medicare health outcomes survey 2016−2020[J]. JACC Heart Fail, 2024, 12(7): 1166−1178.

(赵　越　阿塔吾拉·艾力　侯京京　张　毅)

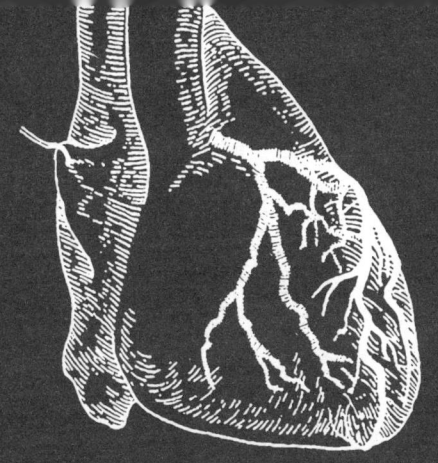

Part 2

开展科学的心脏管理

心脏作为生命的"发动机",它的健康状况直接关系机体的生理功能和人们的生活质量。要确保心脏的健康,科学管理不可或缺。其涉及多方面的综合调控,尤以血压、血脂、血糖管理等为核心。"三高",即高血压、高血脂、高血糖是心血管疾病发生的主要风险因素。只有通过有效地调整血压、调节血脂及控制血糖,才可以减轻心脏负担。其他干预措施,如稳定颈动脉斑块、保持口腔卫生及降低环境噪声等,也有助于维护心脏健康,降低心血管疾病的发生风险。因此,了解、掌握、综合运用这些管理措施,才可以让你的心脏保持在最佳状态,并远离各种疾病的困扰。

一、调整血压

1. 血压昼夜变化有规律吗

众所周知,体质量、身高等生理指标早上和晚上有所不同,通常体质量在晚上稍重,身高在早上略高。类似的变化也出现在其他生理指标上,比如血压在早晚不同时段也会出现变化。这些变化对于判断自身健康状况至关重要,因为它们可能提示心脑血管事件发生的潜在风险。那么,一天中的血压变化规律究竟是怎样呢?

血压的变化并非完全无序,它是有规律可循的,主要受生物钟的精密调控。在 24 h 内,血压会呈现明显的昼夜节律性变化。具体地说,2:00-3:00 时是一天中血压最低的时候;当清晨醒来,血压会急剧上升,通常在 6:00-9:00 达到高峰,然后逐渐下降。这种昼高夜低的节律性变化与人类的生物钟和日常活动规律密切相关。

值得注意的是,每个人的血压波动性都有独自的特点。这种波动性不仅受内在生物钟的控制,还受个体状态、外界环境及测量误差等因素的影响。比如,当一个人感到兴奋、恐惧或运动时,血压会明显升高;而当情绪平息或活动平静下来后,血压则会迅速下降。再如,睡眠时血压会降低,而醒来时下降的血压会立即回升。同时,环境温度的变化也会对血压产生影响,温度下降时血压升高,温度升高时血压降低。此外,一些生活习惯也会对血压产生暂时性影响,例如,吸烟、饮酒、喝咖啡等,都可能导致血压短时间内升高。已有研究证实,吸烟和过量饮酒是高血压的诱发因素。

血压波动,在医学上称为血压变异性,是指血压在一段时间内的波动范围或变化幅度。简单地说,是指血压值不是一直保持稳定,而是有时偏高,有时偏低,甚至出现明显起伏。血压变异性能够反映血压调节系统的稳定性,也因此成为预测心脑血管疾病(尤其是脑卒中)风险的重要指标。然而,也有观点认为,血压水平比血压变异性对心血管事件的影响更为关键。在校正血压水平后,血压变异性对心血管事件的影响可能仅占1%左右。无论如何,血压相关因素对于心血管疾病的临床诊疗是不可忽视的重要考量。

总之,了解自己血压在一天中的变化规律,有助于更好地维持健康。通过观察和监测血压的变化,可以及时发现潜在的健康问题,如高血压或低血压;根据血压的变化规律调整生活方式(如饮食等),以实现更好的健康管理。当然,随着年龄的增长,血压波动幅度可能会减小,但这并不意味着可以忽视血压监测。相反地,了解血压的变化规律对于老年人的健康管理尤为重要,需要给予更多关注并采取相应措施。

血压波动会产生不良影响

日本的研究者分析了连续14 d的家庭血压监测数据,评估了血压日间变异水平与心血管事件之间的关系。该研究在春、夏、秋、冬四季分别进行上述关联性的分析。结果显示,冬季的血压变异性与心脑血管事件风险增加显著相关,其他季节则未见有显著关联,具有一定参考价值。

此外,该研究进行了诊室与家庭自测血压水平的校正,因此,该结果中血压变异性的预后价值独立于血压水平。需要提醒大家的是,要注意冬季血压监测,冬季血压波动大的人群更要预防心脑血管事件的发生。

参考文献

Narita K, Hoshide S, Kario K. Seasonal variation in day-by-day home blood pressure variability and effect on cardiovascular disease incidence[J]. Hypertension, 2022, 79(9): 2062-2070.

2. 血压最好一天测量几次

按照我国和世界上大多数国家的家庭自测血压指南,均推荐居家测量血压时,连续测量3次,每次间隔1 min。第1次测量血压时往往未能充分休息,故采用第2次和第3次测量的平均值作为家庭自测血压值。测量时,一般需要记录高压、低压及心率。

事实上,除了测量的次数,血压的测量时机也非常重要。目前,国际上普遍认为,最关键的血压测量时间是服药前的血压值。为了确保准确性,建议测量前0.5 h不要进食。因此,一般推荐早上起床后,先休息一会儿,然后进行3次(至少2次)的血压测量,去除第1次的数值,取第2次,或者取第2次和第3次测量的平均值进行记录。之后口服降压药物,再吃早饭。如果你是刚刚开始口服降压药物,或者近期血压不稳定而正在调整药物,标准的居家血压监测要求在早上服药前和睡前进行血压记录,最好是连续3次或者至少2次的血压测量,这样连续测量7 d,则可以形成一份标准的居家血压测量记录。

与诊室血压相比,家庭自测血压有助于识别白大衣高血压、隐匿性高血压、清晨高血压及难治性高血压等特殊情况。有研究表明,家庭测量血压与高血压相关的靶器官损伤和心血管事件风险之间有着更好的相关性。目前,在上海市第十人民医院(同济大学附属第十人民医院)高血压中心,通常会给初诊或者正在调药的高血压患者发放血压日记,帮助他们做好1周的血压记录。

此外,除了早晨服药前、睡前血压测量,以及有特别不舒服时,并不推荐进行过多的血压测量。如果你发现自己在1 d内额外测量了3次以上的血压,这可能是出现了血压焦虑,这种过度监测不利于血压控制。

血压管理遵循的指南推荐

根据2022年《中国高血压临床实践指南》(以下简称《指南》)推荐,建议高血压患者每天早、晚要各测量1次血压,每次测量应重复3次,并取后2次的平均值。每次测量需间隔1~2 min,以确保测量结果的准确性。

测量前的0.5 h,应避免剧烈运动、饮酒、喝含咖啡因的饮料以及吸烟;每次测量前,应在安静环境休息5 min,以保证血压稳定。《指南》推荐早上测量选择在服药前、早餐前、排空膀胱后进行;晚上在晚餐前测量血压,条件不允许时,建议在睡前1 h内测量。对于初诊或血压未控制的患者,推荐每周至少连续测量3 d的血压;对于血压控制良好的患者,建议每周内有1~2 d进行的家庭自测血压。

参考文献

国家心血管病中心,中国医师协会,中国医师协会高血压专业委员会,等. 中国高血压临床实践指南[J]. 中华心血管病杂志,2022,50(11):1050-1095.

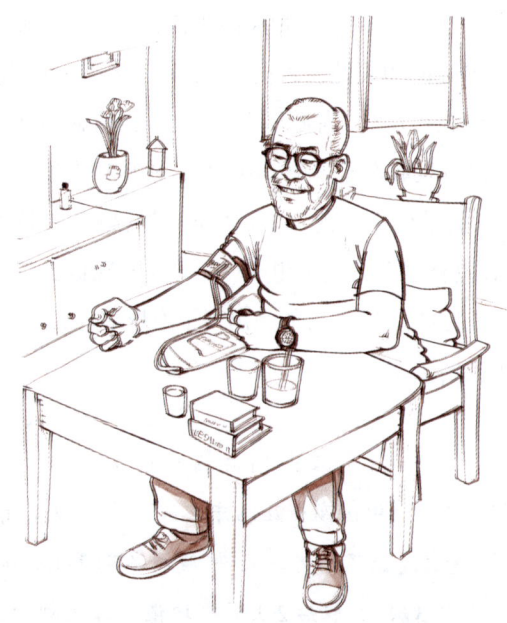

3. 对于老年人,高血压诊断标准要放宽吗

很多老年人会有疑惑:我都六七十岁了,血压140/90 mmHg算高血压吗,需要服药吗?

作为医生,先要给大家明确的是,不论你的年龄大小,只要是在非同一天的3次诊室血压测量中,收缩压≥140 mmHg或者舒张压≥90 mmHg,即可诊断为高血压。任何年龄段的患者,只要血压符合这一标准,都可以确诊为高血压。需要特别强调的是,无论年龄大小,未经控制的高血压都会对心脑血管系统造成持续性损害。数据显示,任何年龄段的高血压患者,如果不进行有效控制,都可能增加心脑血管事件的发生风险。由此可见,高血压的早期诊断至关重要,确诊后及时治疗是必要的。

然而,高血压的治疗并非千篇一律,尤其是老年人。鉴于老年人的身体特点,如基础疾病较多、体位性低血压和餐后低血压的发生率较高等,治疗需要个体化的方案。对于80岁及以上的高龄老人,降压目标可以适当放宽至150/90 mmHg。事实上,老年人的血压控制到130/80 mmHg以下或更低,可明显降低心脑血管事件和死亡风险。目前,我国高血压控制率为16.8%,我们是否有足够的资源和能力将所有老年人的血压控制在130/80 mmHg以下,仍然是一个充满争议的话题。尽管如此,上海市第十人民医院心内科开展了SIMPLE居家高血压管理项目,试图通过数字健康的手段,探索并推广慢病管理的新模式,并在实践中不断调整和完善。

总的来说,不论年龄大小,只要血压达到高血压的诊断标准,就应被视为高血压患者,并接受相应的治疗。而治疗的方式和强度应根据个体情况来确定。对于老年人,降压目标可以适当放宽,但并不意味着可以忽视高血压的危害。通过合理的治疗和管理,可以有效地降低心脑血管事件的发生风险,保障老年人的健康。

老年人降压有经济获益

在 *Hypertension* 期刊上发表的一项研究中,中国医学科学院阜外医院蔡军教授团队通过成本—效益模型分析,探讨了将血压控制目标定为130/80 mmHg的经济成本与收益。该研究基于STEP研究的数据,表明强化降压治疗对中国老年人群具有显著的经济效益。研究发现,通过强化降压治疗,老年人群的治疗成本远远低于支付意愿门槛。也就是说,大部分老年人群在实施强化治疗后,所需花费的成本处于可接受范围内。敏感性分析进一步验证了这一结论。研究通过一系列数据分析,确认了130/80 mmHg作为降压目标,对于中国老年人群,既合理,又具备经济可行性。这项研究进一步明确了强化降压治疗的经济价值,尤其是在老年人群中实施降压干预,不仅能有效降低心血管事件的发生率,还能降低医疗费用。

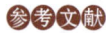

Fan JL, Zheng WJ, Liu W, et al. Cost-effectiveness of intensive versus standard blood pressure treatment in older patients with hypertension in China[J]. Hypertension, 2022, 79(11): 2631–2641.

4. 老年人的基础血压高一点,要紧吗

常有人说,年龄大了,血压高些没关系,情况真的如此吗?我们可以明确告诉你,这个观点是错误的。虽然随着年龄增长,血压轻微升高的情况在老年人中较为常见,但这并不意味着血压高是正常现象或不需要关注。事实上,高血压对老年人的健康危害更加不容忽视。

国际上一般将80岁及以上的老年人称为老老年。目前的研究显示,即使是老老年人群的血压仍然可以控制在120/80 mmHg

以下，并获得明显的健康益处。这意味着，无论是老年人还是年轻人，高血压的诊断标准是一致的，即在未使用降压药物的情况下，非同一天3次测量血压，收缩压≥140 mmHg或舒张压≥90 mmHg，即可诊断为高血压。

然而，老年人高血压有自身的特点。随着动脉粥样硬化的进展，老年人高血压通常表现为单纯收缩压增高、脉压增大、血压变异增大、晨峰高血压现象显著，以及容易发生体位性低血压。体位性低血压是影响老年人群降压治疗的主要因素之一。由于年龄增长，血压调节功能下降，老年人在强化降压治疗过程中容易出现低血压的情况。虽然没有明确的证据，但是很多高血压指南都强调，对于衰弱的老年人要注意其降压幅度，起始治疗也偏向于单药起始，主要原因就是担心体位性低血压和器官灌注等问题。临床上，虽然衰弱老年人的心血管事件发生风险显著高于非衰弱老年人，但两者在强化降压的获益和不良反应方面相似，并没有直接证据表明老年人的衰弱状态会影响强化降压的临床获益。

对于老年人高血压的治疗，应根据其特点制订降压目标值。一般来说，＜80岁的老年人，血压控制目标应低于140/90 mmHg；≥80岁的老年人，血压控制目标可以先设定为低于150/90 mmHg，如果能够耐受这一目标，可以进一步降低到低于140/90 mmHg。在脉压较大的情况下，应强调收缩压的达标。通过合理的降压治疗，加上生活方式的调整，可以帮助老年人控制血压并降低相关疾病的发生风险。

老年人的降压策略

2023年,*Circulation*期刊发表了一篇来自首都医科大学附属北京安贞医院马长生教授团队的最新研究结果,其中探讨了老年高血压患者的衰弱状态与强化治疗获益之间的关联。通过分析SPRINT数据库发现,除了心血管死亡率,强化降压对衰弱组与非衰弱组之间的其他主要和次要终点无影响;衰弱与强化降压治疗后,严重不良事件的发生风险也没有显著的相互作用。由此提示,临床医生需要在老年患者的降压方面制订更积极的方案,以最大限度地保证患者的临床获益。

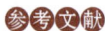

Wang ZY, Du X, Hua C, et al. The effect of frailty on the efficacy and safety of intensive blood pressure control: a post hoc analysis of the SPRINT trial[J]. Circulation, 2023, 148(7): 565-574.

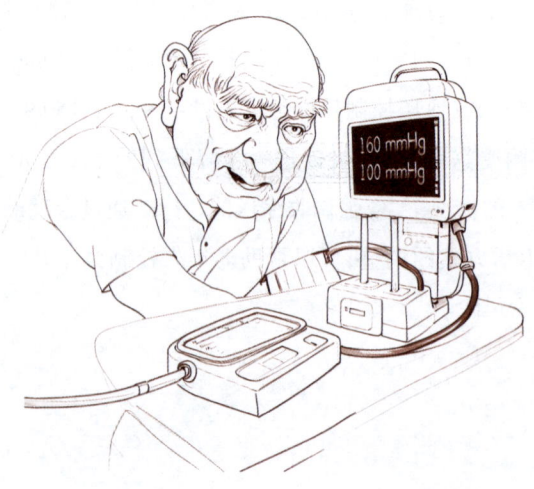

5. 伴有脉压增大，怎么办

门诊经常有患者咨询血压问题，有些人描述自己的情况是高压很高，低压却很低，导致两者相减的脉压很大。对此，大家首先需要明确脉压的概念。脉压是指收缩压和舒张压之间的差值，通常在30~50 mmHg，一般不超过60 mmHg。如果脉压超过60 mmHg，就被认为是较大的压差。这种情况在老年人中较为常见，尤其是收缩压较高而舒张压并不高的老年单纯收缩期高血压患者。

脉压增大的主要原因之一是动脉的弹性随着年龄的增长逐渐降低，导致心脏在收缩时，动脉无法有效地扩张，使得收缩压较高。同时，由于动脉弹性降低，舒张压可能变得较低，从而进一步增加脉压。因此，对于老年人来说，如果脉压增大，并且没有其他特殊症状，通常只需密切关注收缩压的变化，定期体检即可。然而，对于年轻人来说，如果脉压增大，则需要寻找其他可能的原因。这可能涉及一些潜在的心血管疾病或其他健康问题。建议尽早咨询医生，并接受进一步的检查。

在临床实践中，对于这些基线舒张压较低的患者（特别是单纯收缩期高血压的老年患者），是否继续实施强化降压治疗，往往是医生需要慎重考虑的问题。尽管从收缩压的角度来看，强化降压治疗是合理的，但如果舒张压已经较低，进一步强化降压可能带来一定的风险。因此，对于脉压增大的患者，我们需要根据具体情况进行分析。老年人需要重点关注收缩压的变化，定期体检；而年轻人应尽早就医，进行详细检查。

高血压合并脉压高的降压策略

Hypertension期刊发表了一项来自中国医学科学院阜外医院蔡军教授团队的分析结果。通过对国内一个数据库进行事后分析,结果显示,强化降压获得的心血管获益并未因基线舒张压水平而改变。对于老年人,舒张压较低并不影响采取以收缩压为主要目标的强化降压治疗策略,其所带来的心血管获益没有改变。简单地说,降压治疗的获益主要还是在收缩压的降低方面,特别是对老年人群。对于舒张压已<60 mmHg的患者,降压时要注意血压监测与评估。总体而言,较低的舒张压不应该成为患者选择强化降压策略的阻碍。

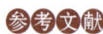

Yang RX, Huang RJ, Zhang LQ, et al. Influence of baseline diastolic blood pressure on the effects of intensive blood pressure lowering: results from the STEP randomized trial[J]. Hypertension, 2023, 80(12): 2572-2580.

6. 长期服用降压药物,会耐药吗

长时间服用降压药物,会产生耐药性吗?答案是:不会。降压药物并不会产生真正的"耐药性"。随着时间的推移,部分患者可能会感到血压控制效果不如最初理想,但这通常不是因为药物失效,而是其他原因。

随着年龄增长和高血压病程进展,血管老化的加重可能会导致血压控制变得更加困难,这并不是因为药物失去了作用,而是病情自然演变所致。现有的高血压治疗方案通常是标准化的,未充分考虑个体差异,导致一些患者的疗效可能不尽如人意。此外,情绪波动、工作压力增大、不健康的饮食和作息等生活因素,也可能影响血压的控制效果,给患者造成一种"耐药性"的感觉。

对于降压药物的选择,有两个重要评估原则。第一,通过降压治疗,患者的血压能够稳定控制在140/90 mmHg以下,最好是130/80 mmHg以下,这意味着药物能够有效地控制血压,防止器官的进一步损害;第二,患者每天服用药物后没有不适感,且能够正常地生活和工作。如果药物给患者带来严重的不良反应或不适感,即使其降压效果良好,也不适合长期使用。

总之,降压药物并不会产生真正的耐药性。当血压控制效果下降时,多是因为病情进展或生活方式因素的影响。若现有药物方案能有效控制血压且没有不良反应,除非有新的健康问题或药物失效,否则不宜随意更换治疗方案。在个体化治疗时代,医生可以通过生物学表型和基因型检测,为患者量身定制治疗方案,从根本上预防高血压并提高疗效。最重要的是与医生保持沟通,制订合适的治疗计划,并保持耐心,积极配合,以获得最佳的疗效。

高血压应个体化治疗

*JAMA*期刊发表了一篇探讨个体化降压疗效的随机对照研究。该双盲、重复的交叉试验评估了瑞典一家门诊的心血管事件低风险1级高血压患者接受不同降压药物的疗效。每位参与者随机接受4种不同类别的降压药物(包括赖诺普利、坎地沙坦、氢氯噻嗪及氨氯地平)治疗,重复给予2种药物类型。采用混合效应模型,评估个体对一种治疗反应优于另一种治疗反应的程度及可实现的额外血压降低。结果显示,个

硬核"心"知识

体化降压治疗有可能提供额外的平均4.4 mmHg收缩压降低。

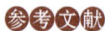 参考文献

Sundström J, Lind L, Nowrouzi S, et al. Heterogeneity in blood pressure response to 4 antihypertensive drugs: a randomized clinical trial[J]. JAMA, 2023, 329(14): 1160−1169.

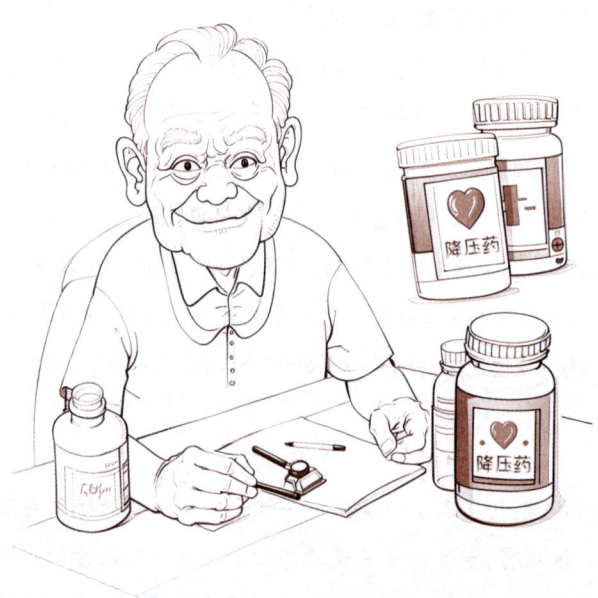

二、调节血脂

1. 血脂异常者的复查间隔是多久

血脂异常,常称为高脂血症或异常脂血症,是指血液中脂质(如胆固醇、甘油三酯、脂蛋白等)含量异常,超出正常范围的情况。这种异常可能表现为某些脂质成分的升高或降低,或两者兼有。血脂异常是现代社会中人们最常见的健康问题之一,是心血管疾病的主要危险因素,与心血管疾病的发生发展密切相关。对于血脂异常者,定期复查血脂水平非常重要。通过定期评估总胆固醇、低密度脂蛋白胆固醇(LDL-C)、高密度脂蛋白胆固醇(HDL-C)及甘油三酯等指标,医生可以动态掌握患者血脂水平及其变化,并根据需要调整治疗计划,从而降低患者心血管事件的发生风险。

那么,血脂最好多久复查一次呢?其实也因人而异。对于那些仅通过饮食调整和增加锻炼来控制血脂的人群,一般建议在开始阶段每3~6个月检查1次。此类人群如果后续血脂维持在正常水平内,则可以适当延长复查间隔,如每半年到1年检查1次。对于需要调脂药物治疗的患者,复查的频率为每1~3个月复查1次。此类人群如果后续血脂维持在正常水平内,复查间隔也可以适当延长,如每半年复查1次。此外,对于有高血压、糖尿病或吸烟史等心血管疾病风险的人群,医生可能会建议更密集的监测,并采取更严格的治疗措施来维持LDL-C在较低的水平内。同时,患者的年龄、性别、家族史及其他健康状况也可能影响复查的频率和时间。因此,血脂异常人群应当与医生相互配合,结合自身的健康状况和其他因素来制订科学、合理的血脂复查和个体化治疗计划。

硬核证据

血脂降至新生儿水平有好处

心血管权威期刊 Circulation 刊登了一项研究,其中纳入27 564例患有稳定性动脉粥样硬化性心血管疾病的患者,并随机分为两组,分别接受调脂药物伊洛尤单抗(evolocumab)和安慰剂治疗,平均随访2.2年。

结果显示,较低的LDL-C水平(低至<20 mg/dL的极低水平)与较低的主要疗效终点(包括心血管死亡、心肌梗死、脑卒中或因不稳定心绞痛或冠状动脉血运重建术而住院的复合终点)及关键次要疗效终点(心血管死亡、心肌梗死或脑卒中的复合终点)存在线性相关。这表明,将LDL-C降至新生儿水平,甚至更低水平,可显著减少心血管疾病的发生,且较低的LDL-C水平并未引起严重不良反应。

参考文献

Gaba P, O'Donoghue ML, Park JG, et al. Association between achieved low-density lipoprotein cholesterol levels and long-term cardiovascular and safety outcomes: an analysis of FOURIER-OLE[J]. Circulation, 2023, 147(16): 1192-1203.

2. 不想服药,该如何调节血脂

不想服药,有其他调血脂的办法吗?答案是:有的。我国最新的血脂管理指南《中国成人血脂异常防治指南(2023年修订版)》强调,通过调整生活方式,合理膳食,避免摄入反式脂肪酸,控制膳食胆固醇摄入,增加果蔬、谷物、膳食纤维等摄入,适度运动,戒烟限酒,控制体脂率的方式,血脂异常人群可安全、有效地降低胆固醇及LDL-C等水平。具体措施包括以下3个方面。

(1)摄入足量膳食纤维。膳食纤维的结构是一张特别粗糙的大网,进入肠道后,可以把别的食物代谢产生的油脂、胆固醇等成分网进来,顺着肠道排便带出体外,从而阻止它们被肠道吸收进入血液,可以说是天然的胆固醇吸收抑制剂。富含膳食纤维的食物有粗粮、麸皮、谷物、红薯、竹笋、芹菜等。当然,如果腹泻,或者医生告诉你胃肠道有炎症的时候,就别吃太多了。

(2)适量增加坚果类食物,如核桃、开心果、碧根果等。这些食物含有大量多不饱和脂肪酸,同时含有大量膳食纤维,对调节血脂有所帮助。

(3)调节血脂最重要的还有保持运动。每周保证5次中等强度的有氧运动,每次运动超过30 min,有助于燃烧脂肪,调节血脂水平。而判断是否处于中等强度的运动,可以根据运动时的心率估算,即运动时的心率需要达到[(220-年龄)×60%]。

必须说明的一点是,有研究表明,素食和运动对LDL-C降低的效果在10%~15%。换言之,就算你能够像唐僧一样完全吃素,又增加运动,能降低10%~15%的LDL-C水平,而他汀类药物的调脂幅度为30%~50%。如果6个月的生活方式改变还是不能帮助你控制血脂,那还是选择服药吧。现在市面上已有很多不良反应较少、较轻的调脂药物,都是不错的选择。

 单纯食疗调节血脂效果有限

一项前瞻性、随机对照临床试验系统比较了低剂量他汀类药物与安慰剂及6种常见食疗产品在影响血脂水平及炎性生物学标志物方面的作用。该研究将没有动脉粥样硬化性心血管疾病(ASCVD)病史、LDL-C水平在70~189 mg/dL,且10年ASCVD风险增加的患者,随机分配到瑞舒伐他汀(5 mg/d)、安慰剂、鱼油、肉桂、大蒜、姜黄、植物甾醇或红曲米组。研究的主要终点是28 d后与安慰剂相比,LDL-C变化的百分比。

结果显示,190例参与者中,瑞舒伐他汀组降低LDL-C的

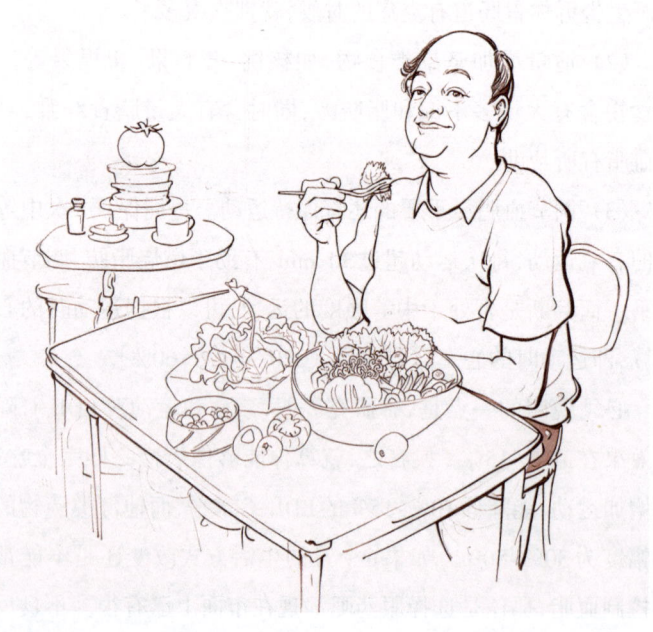

百分比高于其他组。与安慰剂组相比,瑞舒伐他汀组平均降低35.2%的LDL-C水平。同时,没有一种膳食补充剂能显著降低LDL-C。与安慰剂组相比,红曲米组能降低6.6%的LDL-C水平,但差异没有统计学显著性,而大蒜组甚至升高LDL-C水平达5.5%。各研究组的不良事件发生率相似。

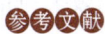

Laffin LJ, Bruemmer D, Garcia M, et al. Comparative effects of low-dose rosuvastatin, placebo, and dietary supplements on lipids and inflammatory biomarkers[J]. J Am Coll Cardiol, 2023, 81(1): 1-12.

3. 饮食和药物调节血脂,到底怎样更有效

高血脂是指血液中的胆固醇或甘油三酯水平升高。虽然普世观念的"少吃肉、多吃蔬菜"的确是一种有效的饮食调整方法,但仅靠饮食调整可能无法完全逆转高血脂。极限的素食和运动,对LDL-C水平的影响可能也只有10%~15%,无法完全替代药物的作用。目前对于高脂血症,有以下3种有效策略。

(1) 饮食调整:轻度地改变饮食习惯,不用改变太多,这样可以持续很长时间。有意识地减少饮食中高脂肪、高胆固醇、高热量的食物,增加高纤维、富含健康脂肪的食物。建议少食用动物性油脂、动物内脏、蛋黄、红肉、奶油、黄油等,增加食用鱼类、豆类、蔬菜、水果等富含健康脂肪和纤维的食物。

(2) 积极锻炼:有氧运动可以降低甘油三酯和胆固醇水平,增强心血管健康。建议每周进行至少150 min的中等强度有氧运动,包括快走、慢跑、游泳等。

（3）药物治疗：如果饮食调整和生活方式的改变无法有效调节血脂水平，医生可能会建议使用药物来调节血脂。他汀类药物就是常用的调脂药物之一。高剂量的他汀类药物曾被广泛用于强化调脂治疗，以降低心血管疾病的风险。近年来，随着对调脂治疗理念的不断更新，联合用药策略成为主流，这种策略旨在通过使用两种或多种机制不同的药物来达到更好的调脂效果，同时减少不良反应的风险。联合用药不仅在降低心血管风险方面更有效，而且在改善糖代谢方面更有优势。

联合用药调节血脂疗效优于强化他汀类药物

韩国的一项研究从全国队列数据库中选取了72 050例接受药物洗脱支架植入手术后服用瑞舒伐他汀的患者，其中，10 794例接受瑞舒伐他汀（10 mg）加依折麦布（10 mg）的联合调脂治疗，其余61 256例接受瑞舒伐他汀（20 mg）单药强化治疗。随访3年，比较发生心血管死亡、心肌梗死、冠状动脉血运重建、心力衰竭住院治疗或非致死性卒中的风险。

结果显示，与单药强化治疗组相比，联合治疗组的患者重大心血管事件发生率更低，且新发糖尿病比例更低。值得注意的是，联合治疗组的停药比例也更低，这可能与较少不良反应有关。

参考文献

Lee SJ, Joo JH, Park S, et al. Combination lipid-lowering therapy in patients undergoing percutaneous coronary intervention[J]. J Am Coll Cardiol, 2023, 82(5): 401-410.

4. 哪些人需要服用调血脂药物

在门诊,我们总会遇到各种不同类型的患者,不同患者对于治疗和预防心血管疾病的态度也各不相同。例如,患者 A 是一位心脏病患者,尽管医生多次向其强调长期服用调脂药的重要性,他仍然坚信药品有不良反应,要坚持通过饮食和运动来控制病情,对药物治疗持抵触态度;患者 B 则是一位健康意识较强的中年人,没有心血管疾病,但因为家族中有多位心血管疾病患者,非常担心会患病,因此经常询问医生是否可以提前服用一些预防性药物,以降低患病风险。其实,对于是否需要通过服用他汀类药物来预防心血管疾病,可以根据以下 3 种情况进行判断。

(1) 对于已经发生冠心病、脑梗死,或者颈动脉斑块狭窄 50% 以上的人,无论血脂有多高,都需要长期服用他汀类药物来稳定动脉中的粥样硬化斑块,调节血脂其实是附带的。

(2) 目前未患心血管疾病的人,如果 LDL-C 高于正常水平,建议在生活方式干预后无法控制的情况下服用他汀类药物来控制血脂水平,特别是 LDL 水平。

(3) 如果没有心血管疾病,也没有胆固醇水平增高,胆固醇水平控制在正常范围内,这时候就需要判断其是否是心血管疾病的高危人群,如有糖尿病、高龄(>65 岁)、高血压、吸烟、肥胖等多个心血管危险因素,那么你的 LDL-C 标准就不是按 3.4 mmol/L 这个水平,而优先应该控制在 2.6 mmol/L,也就是需要更低的血脂水平来避免斑块的发生。无论如何,早期血脂干预非常重要,尤其在不吸烟的前提下通过控制血脂水平,有可能实现斑块逆转,从而降低心血管疾病的发生风险。

如果以上情况都没有,那么确实没有服用他汀类药物的必要。目前他汀类药物的一级预防也多有提及,但并没有足够的证据表明,人们可以服用他汀类药物来预防脑梗死和心肌梗死。

早期控制血脂可逆转斑块

在一项早期亚临床动脉粥样硬化进展的前瞻性队列研究中,纳入了3471例参与者,年龄40~55岁,女性占36%。参与者们每隔3年接受1次外周动脉3D血管超声成像评估。其中,动脉粥样硬化(双侧颈动脉和股动脉斑块负荷)被量化为整体斑块体积(mm^3)。

结果显示,在平均6年的随访期间,32.7%的参与者的斑块体积变大。其中,17.5%表现为新发斑块,15.2%为入组时有斑块且存在进展,这与其LDL-C和收缩压(SBP)较高相关。8%的患者中有10%以上的斑块体积缩小,这些人往往比较年轻,更多是女性,且不吸烟,一般还存在更低的低密度脂蛋白水平和纤维蛋白原(一种凝血过程中所需要的原料物质)水平。

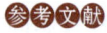

Mendieta G, Pocock S, Mass V, et al. Determinants of progression and regression of subclinical atherosclerosis over 6 years[J]. J Am Coll Cardiol, 2023, 82(22): 2069-2083.

5. 血脂正常就可以停药吗

他汀类药物降低胆固醇的机制是抑制体内与代谢相关的酶。因此,如果停用他汀类药物,胆固醇水平可能会再次上升。

对于已有动脉粥样硬化斑块、诊断为冠心病、放了冠状动脉支架或者做了冠状动脉搭桥手术、发生脑梗死或者心肌梗死的人群，不能停用他汀类药物。他汀类药物除了调节血脂，还具有稳定斑块、减少炎症及改善血管功能的作用。因此，有动脉粥样硬化斑块的患者，特别是斑块堵塞血管超过 50% 的患者，要继续坚持使用他汀类药物。

那么，哪些人可以停用呢？如果你既往检查提示高脂血症，但没有冠心病病史，目前的治疗用药和生活方式已经进行相应调整和改善，复查胆固醇等血脂指标显示完全正常，则可尝试在非服药状态下过渡 3 个月，如果后续复查指标仍正常，那么你就可以在医生的指导下尝试停用他汀类药物。同时，也要注意定期监测血脂水平，防止反弹。

除了他汀类药物，现在市场上还有每 2 周打 1 次的调脂针，叫"PCSK9 抑制剂"，经过临床验证，同样安全有效。最近上市的还有每半年打 1 次的调脂针，是一种小干扰 RNA（siRNA）药物。英克司兰（inclisiran）作为心血管领域的第一个 siRNA 类药物，已正式获得国家药品监督管理局（NMPA）批准，用于治疗高脂血症患者。其作用机制是在经过 1 次皮下注射后，可以被递送至肝细胞发挥作用（持续 6 个月），通过减少低密度脂蛋白受体（LDLR）的降解，增加 LDLR 在肝细胞表面的数量，从而加速血液中 LDL-C 的清除，降低血脂水平。

半年一针的调血脂神药在我国正式获批

2020 年，*N Engl J Med* 期刊发表了著名的 ORION-10 及 ORION-11 随机对照试验结果。研究共入组 3178 例动脉粥样硬化疾病或有动脉粥样硬化疾病高危风险的患者,分别在第1天、第90天及此后每6个月对患者皮下注射1次英克司兰(284 mg)或安慰剂,持续至第540天。

结果显示,英克司兰治疗组可以持久有效地降低LDL-C水平达53.8%,降低脂蛋白α[Lp(α)]达21.9%,降低载脂蛋白B(ApoB)达44.8%,同时显示良好的安全性。英克司兰不仅能提供更有效和便捷的治疗方案,还有望在预防心血管疾病方面发挥重要作用。

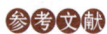

Ray KK, Wright RS, Kallend D, et al. Two phase 3 trials of inclisiran in patients with elevated LDL cholesterol[J]. N Engl J Med, 2020, 382(16): 1507-1519.

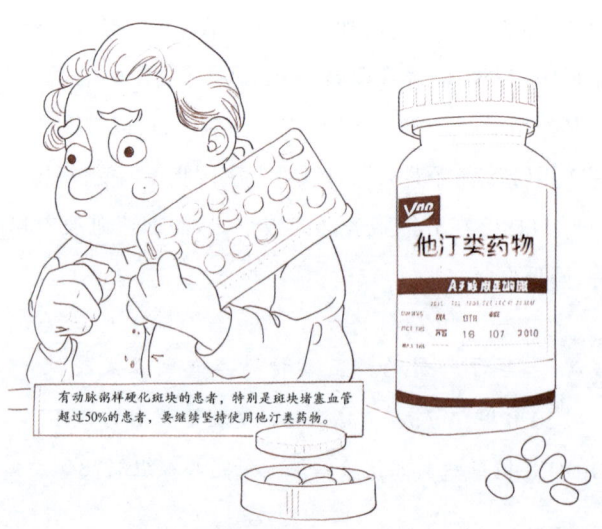

有动脉粥样硬化斑块的患者,特别是斑块堵塞血管超过50%的患者,要继续坚持使用他汀类药物。

三、控制血糖

1. 血糖是不可忽视的心血管危害因素

糖尿病是心血管疾病的独立危险因素之一，不受其他危险因素的影响，即不论是否存在高血压、高脂血症、吸烟、高龄、家族史等，糖尿病患者都是心血管疾病发生的高危人群，其患病风险较普通人群高2~4倍。此外，即使血糖尚未达到糖尿病诊断标准，仅是血糖水平升高的人群患心血管疾病的风险也会增加30%~50%。

血糖升高对心血管系统的危害涉及多方面生理机制。首先，高血糖对血管内皮细胞可造成直接损害。血管内皮细胞在调节血管扩张和收缩、维持血流稳定性等方面起着关键作用。而血液中过量的葡萄糖通过引发氧化应激反应，损伤内皮细胞，可使血管变得更僵硬和脆弱，甚至导致动脉粥样硬化的形成。其次，高血糖促进炎症因子释放，进一步加速动脉粥样硬化等血管壁损伤，导致冠状动脉及其他心血管疾病的发生。此外，高血糖还会加速LDL（俗称"坏胆固醇"）的氧化，使其更容易在血管壁沉积，形成粥样斑块。而斑块一旦破裂，就可能引发血栓，导致心肌梗死或脑卒中等严重的心血管事件。

高血糖对心脏的直接影响也不容忽视。长期血糖控制不良会导致心肌细胞代谢异常,使心脏功能受损,增加心力衰竭的风险。高血糖还会干扰胰岛素的正常作用,导致胰岛素抵抗,加重糖尿病病情。同时,高血糖可引起高血压和血脂异常,形成恶性循环。

控制好血糖对于预防心血管疾病的发生,保护心血管健康极为关键。当血糖值在正常参考范围内时,较低的血糖水平有助于更好地预防心血管疾病。具体地说,空腹血糖应控制在3.9~6.1 mmol/L,糖化血红蛋白(HbA1c)应保持在6.5%以下。对于心血管疾病高风险人群,HbA1c建议控制在接近6%或以下,可以进一步降低心血管风险。

目前的指南建议成年人每半年至1年检测1次空腹血糖和HbA1c。HbA1c是一项非常有价值的指标,可反映过去3个月的平均血糖控制水平,不受短期饮食或情绪波动的影响,能更全面地评估血糖控制情况。如果血糖或HbA1c超出正常范围,应立即采取措施干预。初始阶段可采取生活方式干预,包括饮食控制与日常锻炼。若3~6个月复查血糖和HbA1c仍偏高,则建议考虑药物治疗,以有效控制血糖。

硬核证据 未达糖尿病诊断标准的血糖升高,同样危险

一项前瞻性队列研究评估了基线血糖水平与未来心、肾疾病风险的关系。研究纳入336 709例无1型糖尿病或心血管疾病或肾脏疾病的40~69岁的英国居民,结局指标为动脉粥样硬化性心血管疾病、慢性肾脏病及心力衰竭。

在中位随访11.1年期间,6476例(13.8%)糖尿病前期患者出现≥1事件结果,其中只有802例(12.4%)在事件发生前诊断为2型糖尿病。相较血糖正常者,糖尿病前期人群未来

动脉粥样硬化性心血管疾病、心力衰竭、慢性肾脏病的风险均增加,分别上升11%、7%、8%。

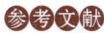
参考文献

Honigberg MC, Zekavat SM, Pirruccello JP, et al. Cardiovascular and kidney outcomes across the glycemic spectrum: Insights from the UK Biobank[J]. J Am Coll Cardiol, 2021, 78(5): 453-464.

2. 如何控制饮食中的糖摄入

当你计划控制血糖时,不仅要减少甜点等含糖食物的摄入,还应适当控制碳水化合物、脂肪等其他营养素的摄入,并确保饮食的科学性和全面性。应当遵循哪些基本原则呢?首先,合理安排主、副食,控制主食的同时不应只吃副食,副食中的蛋白质和脂肪也会转化,成为血糖的来源。其次,注意保持营养均衡。饮食中蛋白质、脂肪、碳水化合物的摄入比例应分别占10%~15%、25%~30%、55%~65%。再次,少选择精细或深加工食物。最后,科学制订进餐时间。一天三餐规律,切忌过饿或暴饮暴食。糖尿病患者还应配合控糖药物或胰岛素的使用,以稳定血糖代谢。

综合目前的最新指南,科学的饮食管理具体包括以下6项建议。

(1)控制能量摄入,维持理想体质量:减重是糖尿病患者饮食控制的核心。建议每周至少称1次体质量,并根据结果调整食物摄入量和运动量。对于肥胖者,应逐步减少能量摄入,同时增加运动,以使体质量下降至正常范围的5%左右,体质指数(BMI)应保持在18.5~23.9 kg/m²。

（2）限制摄入饱和脂肪酸、反式脂肪酸：选择植物油，减少动物油脂等。少食或不食含有高饱和脂肪酸和反式脂肪酸的食物，如鸡鸭皮、肥肉、动物内脏、动物油、蟹黄、虾卵、鱼卵、芝麻酱、汉堡、花生、瓜子、核桃等。

（3）控制碳水化合物总量，宜粗不宜精：应以全谷物、薯类为主，推荐全谷物和杂豆类占主食的1/3。选择低血糖指数（GI）食物，避免摄入单糖类，如糖果、炼乳、蜂蜜、甜饮料、加糖罐头及甜点等。

（4）少油、少盐，足量饮水，避免烟酒及辛辣食物：烹饪时，烹调油的使用量每天不超过30 g。高盐饮食会增加糖尿病的发病风险，每天盐的摄入量应控制在6 g以内，并减少酱油、鸡精、咸菜、咸肉等高盐食物的摄入。饮用白开水或淡茶，避免酗酒和空腹饮酒。

（5）选择优质蛋白，肾功能不全者适当限制蛋白质：多摄入鱼类、禽类，适量食用畜肉，减少肥肉的摄入，少吃加工肉类制品。每天摄入300 mL液态奶或等量的奶制品，并重视大豆及其制品的摄入。肾功能不全者更适合选择乳类和蛋类，以减轻肾脏的负担。

（6）补充膳食纤维及多种维生素：增加膳食纤维的摄入，有助于改善中长期血糖控制和体质量管理。应多食用富含膳食纤维的食物，如豆类和全麦面包等。可根据营养评估结果适当补充B族维生素、维生素C、维生素D，以及铬、锌、硒、镁、铁、锰等矿物质。长期服用二甲双胍的患者应注意防止维生素B_{12}缺乏。

通过以上合理的饮食控制和科学的综合管理，你不仅可以有效控制血糖，还能降低心血管疾病的发生风险，保持机体的全面健康。

 深加工食物的摄入影响糖尿病患者长期预后

既往的糖尿病防治指南着重强调饮食控制和营养,对于深加工食物(UPF)没有明确的禁忌和推荐。一项包括1065例基线患有2型糖尿病患者的前瞻性观察性队列研究,在平均11.6年的随访期间,根据UPF摄入量从小到大,等分为4组。

结果显示,最大UPF摄入组与最小UPF摄入组相比,全因死亡风险增高70%,心血管死亡风险则增高约1.6倍,且独立于饮食质量评分。同时,研究者还发现UPF摄入量与全因

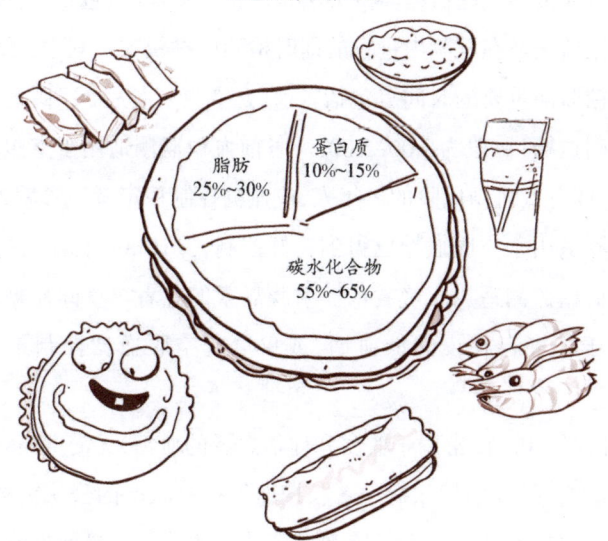

注意保持营养均衡

死亡率和心血管死亡率之间呈线性正相关。

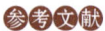

Bonaccio M, Di Castelnuovo A, Costanzo S, et al. Ultraprocessed food consumption is associated with all-cause and cardiovascular mortality in participants with type 2 diabetes independent of diet quality: a prospective observational cohort study[J]. Am J Clin Nutr, 2023, 118(3): 627-636.

3. 如何加强日常血糖的监测

血糖监测是糖尿病管理的重要组成,反映糖尿病患者糖代谢紊乱的程度。根据血糖监测数据,可以评估降糖疗效,并制订合理的饮食、运动、用药等治疗方案。

目前最常见的血糖监测方法是末梢血糖监测,包括院外的自我血糖监测及在医院内进行的即时检测两种模式。其中,毛细血管血糖监测重要的时间点包括餐前(含空腹)、餐后2 h、睡前血糖及夜间血糖(一般为2:00-3:00)。餐前血糖监测适用于空腹血糖较高,或有低血糖风险的老年人,或血糖控制稳定者。餐后2 h血糖监测适用于空腹血糖已得到良好控制,但HbA1c仍不达标者。睡前血糖监测适用于晚餐前注射胰岛素的患者。夜间血糖监测适用于怀疑存在夜间低血糖,或仅晨起空腹血糖控制不佳的患者。

同时,HbA1c常用于监测和评估患者的血糖,无需空腹,不受进食影响,是评估糖尿病患者长期血糖控制状况的公认标准,但不能反映患者低血糖的风险和血糖波动的特征。目前推荐糖尿病患者HbA1c<7.0%,治疗之初或血糖控制不达标的情况下,每3个

月检测1次;一旦达到治疗或控糖目标,每6个月检查1次。

血糖监测对于住院患者十分关键,2022年美国内分泌协会(TES)指南推荐连续血糖监测(CGM)用于住院患者。2023年美国糖尿病学会(ADA)糖尿病护理标准对CGM数据的解释与推荐值进行了详细阐述。见表2-1。CGM中最重要的一个概念就是目标范围内时间(TIR),代表24 h内血糖处于3.9~10 mmol/L目标范围内的时间。TIR由血糖控制范围和时间占比两个要素构成,对于大多数1型糖尿病(T1DM),TIR应>70%,如果每天血糖的TIR时间>70%以上,可以减少血糖波动,延缓并发症的发生。此

表2-1 临床护理的标准化连续血糖监测指标(2023年ADA糖尿病护理标准)

CGM指标	
1. CGM设备的佩戴天数(推荐为14 d)	
2. CGM设备处于活动状态的时间百分比(推荐14 d内提供70%的数)	
3. 平均葡萄糖	
4. 葡萄糖管理指标(GMI)	
5. 血糖变异系数(CV)目标≤36%*	
6. TAR: >250 mg/dL(>13.9 mmol/L)读数和时间的百分比	2级高血糖
7. TAR: 181~250 mg/dL(10.1~13.9 mmol/L)读数和时间的百分比	1级高血糖
8. TIR: 70~180 mg/dL(3.9~10.0 mmol/L)读数和时间的百分比	目标范围内
9. TBR: 54~69 mg/dL(3.0~3.8 mmol/L)读数和时间的百分比	1级低血糖
10. TBR: <54 mg/dL(<3.0 mmol/L)读数和时间的百分比	2级低血糖

注:TAR,超过目标范围内时间;TBR,低于目标范围内时间。
* 较低的%CV目标值(<33%)可为接受胰岛素或磺脲类药物治疗的患者提供额外的低血糖防护。

外,血糖变异系数(CV)可反映血糖的波动情况,CV值越高,血糖波动越大,多建议血糖变异系数<36%。TIR和CV成反比,TIR时间越多表明血糖波动越小;TIR时间越少表明血糖波动越大。

随着科技的发展,CGM因其较好的适用性和安全性,被越来越多的患者所了解和使用。CGM通过葡萄糖传感器监测皮下组织间液的葡萄糖浓度,从而反映血糖水平,能发现不易被传统血糖监测方式发现的隐匿性高血糖和低血糖,尤其是餐后高血糖和夜间无症状性低血糖。

改变生活方式可缓解糖尿病

研究表明,糖尿病的发生与饮食、运动等生活方式因素密切相关。一项研究在2019年至2020年招募了265例糖尿病前期(81例)和2型糖尿病(184例)患者,并在6个月内完成6次营养咨询指导和3次个性化体育锻炼指导。

结果显示,所有代谢健康指标,包括腰围、体质量、BMI、葡萄糖、胰岛素及HbA1c,在干预过程中都有所改善,在2型糖尿病患者中更为明显。41.3%的2型糖尿病患者实现部分缓解,HbA1c低于6.5%且至少维持3个月;5.4%的患者实现完全缓解,HbA1c低于5.7%且至少维持3个月。此外,24%的糖尿病前期患者实现完全缓解。结果表明,生活方式的改善,特别是合理饮食和定期运动,对心脑血管及代谢性疾病的预防和管理具有明显益处。然而,效果往往需要较长时间(通常超过1年)才能显现。

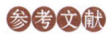参考文献

Iglesies-Grau J, Dionne V, Bherer L,et al. Metabolic improvements and remission of prediabetes and type 2 diabetes: results from a multidomain lifestyle intervention clinic[J]. Can J Diabetes, 2023, 47(2): 185-189.

4. 教你血糖值的最简记忆法

糖尿病患者时常需要和血糖值"打交道",需要知晓这些血糖值的意义,以及判断自己的血糖水平到底正不正常。总结了目前最简便的血糖值记忆法,可以帮你更好地控制血糖。

（1）"345678"血糖合格线：对于非糖尿病患者,血糖<2.8 mmol/L属于低血糖症,为了便于记忆,记做"3";对于接受药物治疗的糖尿病患者来说,若血糖水平≤3.9 mmol/L属于低血糖,为了便于记忆,记做"4";"56"指非糖尿病患者空腹血糖水平不应超过5.6 mmol/L,空腹血糖在5.6~6.9 mmol/L被认为是空腹血糖受损（糖尿病前期）；"78"是指口服葡萄糖耐量试验（OGTT）2 h血糖不超过7.8 mmol/L。我国糖尿病患者大多表现为空腹血糖正常,仅餐后高血糖。OGTT后2 h的血糖在7.8~11.1 mmol/L,虽然不能被诊断为糖尿病,但属于糖耐量受损的情况,这时机体已经不能很好地控制血糖在正常范围内,需要饮食干预和运动干预。

（2）"7111"血糖诊断线："7"就是指空腹血糖7.0 mmol/L,"111"就是指随机或糖负荷后2 h血糖11.1 mmol/L,这是糖尿病的诊断标准值。

（3）"9111"胰岛素治疗线："9111"是针对新诊2型糖尿病患

者，伴有明显高血糖症状时，考虑短期胰岛素强化治疗的血糖值。对于新诊断的 2 型糖尿病患者，有可能医生一开始就会给予胰岛素治疗。当伴有明显高血糖症状，且 HbA1c≥9.0% 或空腹血糖 ≥11.1 mmol/L 时，医生会考虑实施短期（2 周至 3 个月）胰岛素强化治疗。这项治疗可以改善机体的高糖毒性，并让自身胰岛细胞得以休息，规范治疗后，往往可以停用胰岛素，换成口服药物，甚至不用药即可控制好血糖。

（4）"67167"运动安全线："67"是指空腹运动的血糖低值 6.7 mmol/L。糖尿病患者不建议空腹运动，因为空腹运动容易造成低血糖；空腹运动前要监测一下血糖值，如果血糖>6.7 mmol/L，可以适量运动（0.5 h）。"167"是指当空腹血糖>16.7 mmol/L 时，禁止运动。此外，出现反复低血糖或血糖波动较大，有糖尿病酮症

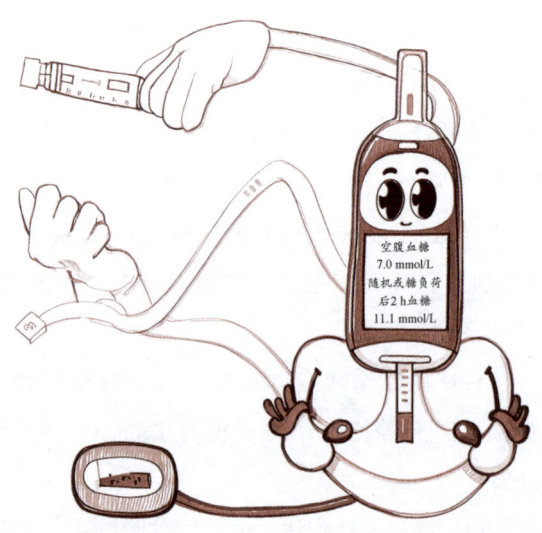

酸中毒(DKA)等急性代谢并发症、合并急性感染、增殖性视网膜病变、严重肾病、严重心脑血管疾病等时,也不宜运动。

血糖控制目标应个体化

对于住院患者,严格控制血糖,使其达到理想水平是预防和减少糖尿病并发症的最重要措施,但不同人群需要按照其临床特点并遵循个体化原则进行综合评估,合理设置控制标准,以达到获益/风险比值的最大化。《中国2型糖尿病防治指南(2020年版)》强调,制订患者的血糖控制目标需根据患者的疾病类型、严重程度等进行分层,遵循个体化原则,见表2-2。

表2-2 《中国2型糖尿病防治指南(2020年版)》的血糖控制目标

血糖管理目标	人群	空腹或餐前血糖(mmol/L)	餐后2 h或随机血糖(mmol/L)
严格	新诊断、非老年、无并发症及伴发疾病,降糖治疗无低血糖风险,拟行整形手术等精细手术	4.4~6.1	6.1~7.8
一般	伴有稳定心脑血管疾病的高危人群[a]、使用糖皮质激素、择期手术、外科重症监护室的危重症患者	6.1~7.8	7.8~10.0
宽松	低血糖高危[b],因心脑血管疾病入院、有中重度肝肾功能不全、75岁以上老年人、预期寿命<5年(如癌症等)、存在精神及智力障碍、行急诊手术、行胃肠内或外营养以及内科重症监护室的危重症患者	7.8~10.0	7.8~13.9

注:a为具有高危心血管疾病风险(10年心血管风险>10%)者,包括大部分>50岁的男性或>60岁的女性合并1项危险因素者(即心血管疾病家族史、高血压、吸烟、血脂紊乱或蛋白尿);b为糖尿病病程>15年、存在无感知性低血糖史、有严重伴发病(如肝、肾功能不全)、全天血糖波动大并反复出现低血糖的患者。

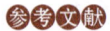

[1] 中华医学会糖尿病学分会,中国医师协会内分泌代谢科医师分会,中华医学会内分泌学分会,等.中国1型糖尿病诊治指南(2021版)[J].中华糖尿病杂志,2022,14(11):1143-1250.

[2] 金玫,佟丽.《成人糖尿病食养指南(2023年版)》解读[J].中国乡村医药,2023,30(9):1-3.

[3] 中华医学会糖尿病学分会.中国2型糖尿病防治指南(2020年版)[J].中华糖尿病杂志,2021,13(4):315-409.

四、其他管理

1. 体检发现的颈动脉斑块,可逆转吗

随着生活条件改善和自我保健意识增强,越来越多的人选择定期参加体检,因此有更多人被发现存在颈动脉斑块。颈动脉斑块在临床上相当常见,很多人在45岁后的体检中都会发现,甚至有些人30多岁就发生。所谓"斑块",就是由脂肪、钙等物质在动脉血管壁上聚集形成的微小结构。大多数情况下,会让动脉变窄、僵硬,失去弹性,影响正常血流;长期发展下去,甚至会完全堵塞血管。较少情况下,颈动脉斑块会破裂,从而导致脑血管事件。如果出现了斑块,就说明你当前的生活方式,以及血压、血脂、血糖水平等对全身的动脉血管造成损伤,如不及时干预,还会发生更严重的问题。

在人体中,颈动脉是唯一没有骨头挡住的重要动脉。因此,颈动脉就像天然的"动脉窗口",可以轻松地用超声直接探测,而不需要使用影像剂或其他复杂的方法。通过"窥探"其结构,医生可评估全身动脉的状况。颈动脉B超检查报告中,斑块厚度是最关键的信息。颈动脉平均直径是5~7 mm,男女之间略有差异。对内径5 mm的颈动脉而言,斑块厚度超过2.5 mm,就意味着血管被堵塞50%以上,可能出现脑供血不足的相关症状。这是一个严

重的情况,须认真对待,并立即采取行动。针对颈动脉斑块,医生通常会采取以下处理方式。

(1)如果斑块占颈动脉内径50%以上,医生会建议将LDL-C水平控制在1.8 mmol/L以下。除此之外,考虑到斑块不稳定、破裂时,会形成血栓堵塞血管,引起脑卒中等情况,医生还会建议你服用阿司匹林和他汀类药物,以减少血栓形成和降低胆固醇水平,避免未来发生心脑血管事件。关于斑块稳定性的影响,后面还将详细叙述。

(2)如果斑块占颈动脉内径50%以下,你可能不会出现明显的临床症状,但仍须审视生活方式,如减肥、戒烟、限酒等。应定期检查血压、血脂及血糖水平,如有异常,及时干预控制。此外,应每年进行颈动脉B超检查,监测斑块的变化。

综上所述,颈动脉斑块的出现,实际是身体发出的警示信号,即动脉血管可能存在问题,须引起高度关注。斑块并不是静止不变的,尽管不会立即消失,但通过及时调整生活方式并调整代谢异常,是可以逐步逆转的。比如,选择健康的饮食方式,特别是地中海饮食可能对心血管健康产生积极影响,或有助于降低心血管风险。别太担心,好好听从医生的建议,一切都会慢慢好转。

健康饮食或可降低斑块高度及颈总动脉内膜中层厚度

一项随机对照研究(CORDIOPREV)中,研究者希望通过前瞻性比较选择不同饮食方式的影响,探究饮食干预与心血管疾病预防的关系。研究期间,纳入939例参与者。地中海饮食组(35%脂肪、22%单不饱和脂肪酸、<50%碳

水化合物)的颈动脉斑块高度降低更显著。更重要的是,作为已验证的心血管疾病风险的替代指标,双颈总动脉内膜中层厚度(IMT-CC)在地中海饮食组的5年和7年评估时显著降低,且参与者初始入组的IMT-CC与饮食干预后IMT-CC的变化之间存在明显关联。而在低脂饮食组(28%脂肪、12%单不饱和脂肪酸、>55%碳水化合物)中则均未出现明显变化。这项研究再次强调了饮食方式的重要性,并提供了实用的健康建议。

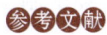

参考文献

Jimenez-Torres J, Alcalá-Diaz JF, Torres-Peña JD, et al. Mediterranean diet reduces atherosclerosis progression in coronary heart disease: an analysis of the CORDIOPREV randomized controlled trial[J]. Stroke, 2021, 52(11): 3440-3449.

2. 不稳定的斑块更危险吗

在日常生活中,只要你稍加留意就会发现,虽然同样都是体检时发现的"斑块",但对人体的危害却大不相同,有的可能造成脑梗死等更严重后果,而有的则发展缓慢,可相安无事。其实,这与人们经常谈及的斑块是"软"还是"硬",是不是"稳定"等因素有关,更多取决于斑块的组成。研究已表明,磁共振成像(MRI)显示的斑块内出血(IPH)和富脂质坏死核心(LRNC)等可增加斑块的脆弱性,且与脑卒中和冠心病的发生风险显著增加相关。

临床上,根据超声检查的回声特点,可以判断斑块的稳定性。不稳定的斑块一般描述为"无回声""低回声""混合回声",容易受损,破裂,形成血栓。如果发生在心脏,可能引发心肌梗死;如果在脑部，可能导致脑梗死，甚至脑出血。稳定的斑块往往描述为"强回声""等回声"，不易破裂，形状规则，表面光滑。由此可见，"不稳定"的斑块确实更危险。因此，有人体检发现"斑块"后非常害怕，担心斑块会突然脱落而引发脑血管意外。

除此之外，血栓可在斑块纤维帽不破裂的情况下形成，这类斑块被称为"侵蚀斑块"。Erosion系列研究等已相继证明，1/4急性冠状动脉综合征患者存在斑块侵蚀现象，且可以通过药物溶栓达到与支架植入相似的疗效。因此，临床上对冠状动脉血管斑块侵蚀（又称斑块糜烂，是急性冠状动脉综合征血栓形成的主要机制）的判断尤为重要。目前，还是需要有经验的冠状动脉介入医生通过光学相干断层扫描（OCT）影像学成像来诊断，进而指导治疗。

总而言之，如果体检发现有颈动脉斑块时，不必过于慌张，应控制好斑块形成的高危因素，并判断斑块的稳定性，有针对性地采取措施。必要时，听从医生建议接受药物治疗，可以有效延缓斑块的进展。

新型"Transformer"模型的斑块侵蚀AI识别

研究者开发了一种基于"Transformer"的深度学习新模型来进行OCT大数据影像的AI判读。纳入581例患者的237 021帧横断面OCT图像用于训练和内部验证，292例患者的65 394张图像用于外部验证。

早期基于AI的卷积神经网络（CNN）模型仅对单帧OCT图像进行分析，缺乏对临近多帧图像的分析。新型"Transformer"模型集成了来自相邻帧的OCT图像信息，模拟心血管医生审查连续OCT图像来进行诊断，并与标准的CNN深

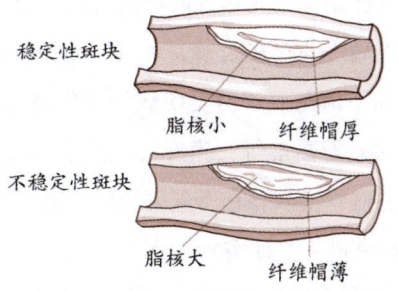

怎样判断颈动脉斑块的稳定性

稳定性斑块　脂核小　纤维帽厚

不稳定性斑块　脂核大　纤维帽薄

度学习 AI 模型进行比较。无论对于斑块侵蚀的帧级别还是病变级别的诊断,均表现更优的性能。

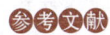

参考文献

Park S, Araki M, Nakajima A, et al. Enhanced diagnosis of plaque erosion by deep learning in patients with acute coronary syndromes[J]. JACC Cardiovasc Interv, 2022, 15(20): 2020-2031.

3. 牙周病可能促发心血管疾病吗

虽然口腔看起来和心脏空间距离有点遥远,口腔卫生好像与心血管疾病毫无关系,但是研究人员发现了一个有趣的现象,即很多心血管疾病患者都有过口腔问题。为什么呢?这可能是由于口腔病菌非常容易经口腔黏膜进入血液循环,并通过激活血液循环中的特殊蛋白,而引起患者容易发生心脏疾病,也就是医学上说的"牙—心轴"。

然而,口腔卫生与心血管病之间的联系一直存在争议。观察性研究表明,口腔疾病与心血管疾病之间呈正相关。比如,牙周病可引起一过性菌血症、炎症指标升高及内皮功能障碍,这些因素都是导致动脉粥样硬化形成的可能机制。目前,仅有限的证据支持这两类疾病之间存在因果关系,且牙周病治疗对心血管疾病治疗的益处尚不清楚。这两类疾病的发生具有共同的危险因素(如吸烟、糖尿病及高龄等),潜在影响疾病的发生与发展。虽然口腔卫生与心血管疾病存在千丝万缕的联系,但究竟是何种关系仍有待更多研究进一步证实。

牙周病多由牙齿表面的细菌斑块引起,可能导致龋齿、牙齿脱落。日常个人口腔卫生,比如刷牙,是预防牙周病的关键。虽然刷牙仅限于去除牙龈边缘以下的牙齿沉积物,但由牙医或牙科保健员进行的专业清洁(也称为龈上刮牙或专业机械牙菌斑去除)可去除矿化斑块(牙垢)。定期刷牙和专业清洁已被证明可以减少牙周病、龋齿及牙齿脱落。目前,指南建议每天刷牙2次或更多次,并定期专业清洁。口腔卫生保持的方法还包括正确使用牙线、饭后漱口等。

综上所述,虽然目前口腔卫生与疾病风险的证据并不十分确凿,我们还是建议所有心血管疾病患者或者关注健康的人士,一定要注意保持口腔卫生。这样不仅可以减少口腔疾病,而且有助于防止心血管和其他系统的疾病。

改善口腔卫生或可降低心血管事件风险

一项韩国的人群研究收集了大型全国性数据库的资料,评估了口腔卫生行为(自我报告)对心血管疾病(按照口腔健康状况分层)发生的影响。该研究涉及来自国民健康保险制度的247 696例40岁及以上的健康成年人,均接受

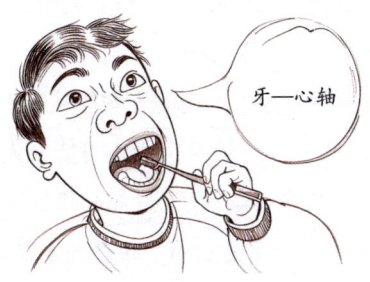

了口腔健康检查且无重大心血管事件史。平均随访9.5年,共发生14 893例主要心血管不良事件,包括心源性死亡、心肌梗死、脑卒中及心力衰竭。

结果显示,牙周病、龋齿数量增多或牙齿脱落较多的患者心血管事件风险较高。排除其他混杂因素后,每天多刷1次牙,使心血管事件风险显著降低9%。定期看牙医(每年1次或更多次)进行专业清洁能够降低14%的心血管事件风险。

参考文献

Park SY, Kim SH, Kang SH, et al. Improved oral hygiene care attenuates the cardiovascular risk of oral health disease: a population-based study from Korea [J]. Eur Heart J, 2019, 40(14): 1138-1145.

4. 环境噪声对心血管疾病有影响吗

环境噪声污染的阈值在55分贝,相当于户外下雨的声音(50分贝)和正常交谈的声音(60分贝)之间。如果环境声音长期高于这个阈值,就称为环境噪声污染。环境噪声污染不但会让人们感到烦躁,还可能对心血管健康产生一定的影响。现代社会的喧嚣下，你也许已对环境噪声感到麻木，但研究表明，长时间待在吵闹的环境里，可能增加患心血管疾病的风险。

首先，环境噪声对心血管疾病的影响可从噪声对人体生理过程的"显著"作用说起。强烈的噪声刺激可能让人们的交感神经系统过度兴奋，激发某些心血管反应（如心跳加速和血压上升）。这种持续的生理刺激可能对心血管系统造成不良影响，增加疾病发生的可能性。其次，长时间待在嘈杂环境里可能导致睡眠"遭殃"，而睡眠不好与心血管健康密切相关。睡眠不足或质量不佳与高血压、心脏病及脑卒中等紧密关联。噪声污染可能干扰人们正常的睡眠模式，进而影响身体的生理调节，增加心血管疾病的发生风险。最后，心理影响也是一个方面。长时间的噪声可能会导致焦虑、压力及疲劳，而这些心理或情绪因素均与心血管健康密切相关。在吵闹的环境里，更容易产生一系列心血管问题相关的心理困扰，进而增加患病风险。

虽然有关环境噪声污染与心血管疾病的相关性研究较少，但已有证据表明，环境噪声与氧化应激、血管功能障碍、自主神经失调及代谢异常紧密相关。环境噪声污染不但加强了心血管危险因素的影响，而且促进了动脉粥样硬化的进展和心血管事件易感性的增强。环境噪声污染随着噪声分贝数值的提升与冠心病、高血压、脑卒中及心力衰竭的发生显著相关，且夜间噪声污染比白天更显著地增加了脑卒中发生风险。

所以，为了维持心血管健康，记得留意和控制周围环境的噪声水平，或许包括选择一个相对安静的住处、利用隔音工具、保持规律作息时间，以及采取一些有效的减压措施。通过减少环境噪声对人体的负面影响，才能够更好地保护心血管系统，避免潜在的健康风险,就像给心脏调个"静音模式"一样,舒心又安稳。

 环境噪声可增加心血管疾病的发生风险

2018年发表在 *J Am Coll Cardiol* 期刊的综述重点介绍了噪声引起的心血管疾病的机制和流行病学,为噪声引起的心血管损伤的潜在机制提供了新见解。

研究结果显示,50分贝以上的噪声水平每增加10分贝,可显著提升6%左右的冠心病发生风险,2%~7%的心力衰竭发生风险,以及14%的脑卒中发生风险。此外,较处于50分贝以下噪声环境中的人群,55分贝以上的噪声在白天或者晚上,分别显著增加8%和29%的脑卒中住院风险。

参考文献

Münzel T, Schmidt FP, Steven S, et al. Environmental noise and the cardiovascular system[J]. J Am Coll Cardiol, 2018, 71(6): 688-697.

(杨皓天　韩　俊　李谟然　武佳雯　张　毅)

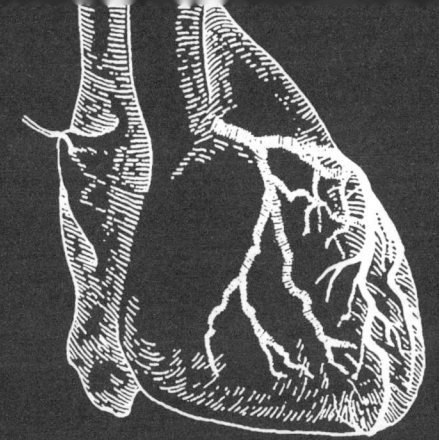

Part 3

识别危机的预警信号

心脏疾病往往发病时间短,症状剧烈,且致死率高。尽管如此,如果人们能够早期识别心脏危机的信号,及时治疗,仍可以减轻疾病带来的危害,甚至挽救生命。留意观察生活中的"蛛丝马迹",心脏疾病是有征兆的,可以起到提示作用。例如,胸痛、胸闷、心慌、气短等;也会有一些易引起误导的临床表现,如自我感觉的"胃痛""牙痛"等;还有一些可能是导致心脏疾病加重的诱因,如过度劳累、情绪激动、心律失常等。通过了解这些预警信号的特征,并加以鉴别,将有助于大家保持警惕,未雨绸缪,更好地关注自身健康,避免高危因素,有效预防心脏疾病的发生。

一、警惕症状和体征

1. 心电图正常,为什么还会感觉心慌

心慌,很多人经常会有这样的感觉。而奇怪的是,去医院做了检查,心电图往往显示一切正常。王阿姨今年52岁,最近总觉得心慌得厉害。几次去医院做心电图检查,结果显示正常,医生告诉她心电图结果没有大问题。可是,她依然有时感觉心跳得很快。医生建议她做24 h动态心电图检查,这样可以在日常活动中持续监测心电变化。结果显示,在夜间和晨起时,她确实出现了一些短暂的心律不齐,尤其在早上血压升高时。进一步检查后,医生发现她的心脏"水管"存在轻微狭窄,可能在应激时加重了心慌症状。王阿姨听从医生建议,开始规律服药,配合适量运动,心慌症状渐渐减少。

虽然心慌是心血管可能有问题的信号,但只做一次普通心电图,就像给心脏拍了一张快照,可能刚好错过问题发生的那一刻。为了更准确地捕捉心脏的异常,医生会推荐连续做多次心电图或动态心电图,这就像给心脏录制了一段视频,能持续监测心电活动,更容易发现问题。每年全球约有300万例猝死事件的发生,其中大多数是心源性猝死或者不明原因的猝死。利用多次心电图的心电图危险评分的演变或可预测猝死的发生。研究者发现,如

果多次心电图有显著变化的,则提示心脏猝死的风险增高。有时候,医生还会让你在跑步机上进行平板心电图检查,看看心脏在劳累时是否会有异常表现。

在特殊情况下,医生可能需要通过微创手术介入方式进行心脏电生理检查,以更准确地了解心脏是否存在电路异常。除了电路问题,心脏这座"房子"的"水管"(血管)和"墙壁"(心肌)也可能出问题,从而导致心慌。所以,可能还需要做其他检查,如心脏彩超和冠状动脉CT血管成像,来全面检查心脏的状况。

当然,心慌不一定都是心脏的问题。贫血、甲状腺功能亢进、过度疲劳、喝咖啡或浓茶太多,甚至焦虑都可能让你感到心慌。找到原因,对症下药,就能有效缓解心慌。如果心慌持续不减或者频繁发作,一定要及时去看医生,找出潜在的健康问题。

心电图动态演变可预测心源性猝死

研究者分析了美国俄勒冈州和加利福尼亚州的434例心源性猝死病例资料,结果显示,与对照组相比,俄勒冈州心源性猝死病例组随着时间的推移,心电图危险评分的增幅更大(+1.06);异常心电图动态演变进一步提升了对心源性猝死的预测能力。同时,这些发现在加利福尼亚州被成功复制。

因此,如果简单的心电图参数演变切实有效,就应该考虑在现有心电分析时自动加载这样的演变分析结果。医生可以根据患者每年的体检或随访心电图结果进行猝死危险的甄别,筛选容易发生心源性猝死的个体,并给予更密切的随访与必要的干预。

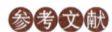

Pham HN, Holmstrom L, Chugh H, et al. Dynamic ECG changes are a novel risk marker for sudden cardiac death[J]. Eur Heart J, 2024, 45(10): 809-819.

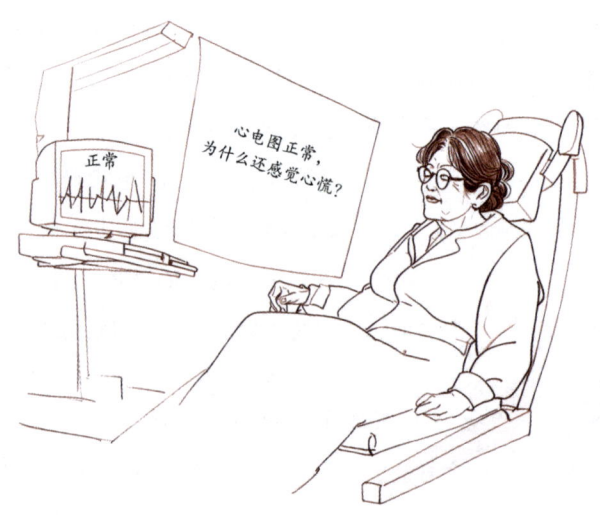

2. 胸口"咯噔"一下,会有大问题吗

在日常生活中,人们可能会有一种"咯噔"的感觉,就像是心脏突然跳了一下,让人感到紧张和不安。那么,这种"咯噔"感究竟是身体想告诉你什么呢?这种"咯噔"感并不一定意味身体出了问题。有时候,它只是身体的一种自然反应,就像人们坐过山车时心跳加速一样,是为了应对即将到来的挑战或压力。比如,劳累、熬夜、喝了浓茶或咖啡,有些人可能会感到心脏突然跳了一下,但这并不意味着心脏有问题。然而,如果这种感觉频繁出现,

或者伴随其他不适症状，如心慌、眼睛发黑、快要晕倒等，那就需要引起关注了。这可能是身体在向你传递某种信息，你需要调整生活方式或减轻心理压力，甚至要就医了。

从医学角度来看，"咯噔"感可能是由心脏的"期前收缩"引起的，也就是医生常说的"早搏"。偶尔的"早搏"并不会对身体造成太大影响，但如果频繁出现，就需要引起重视。科学家发现，运动后的心电图具有更重要的临床价值，运动中与运动后出现的室性早搏越多，心血管疾病的风险就越高。因此，尽管偶发早搏通过充分休息可缓解，但如果持续或频繁发生早搏，最好还是去医院进行详细检查。医生可能会建议进行24 h动态心电图检查，以了解早搏性质和数量，从而更好地评估心脏的健康状况。此外，未来应将动态心电图筛查作为健康筛查的重要组成部分，用于猝死和心血管疾病风险的危险分层。而某些运动员、高原工作者、特种行业人员都需要进行早期检查，以协助判断发生不良事件的风险。总的来说，"咯噔"感并不一定意味着身体出了问题，但也不能掉以轻心。如果频繁出现或者伴随其他不适症状，最好去医院检查。

 运动时和恢复期的室性早搏可预测心血管事件风险

一项研究基于英国生物样本库的数据，对运动后心电图异常来预测未来心血管事件进行了探讨。结果显示，运动时和恢复期的室性早搏次数增多均与心肌梗死、心力衰竭，以及致命性室性心律失常的发生风险增加相关。见表3-1。

表3-1　运动时和恢复期室性早搏与不良心血管事件风险的关系

项目	数量(个)	不良事件风险
运动时:室性早搏	1~5	增加20%
	>20	增加80%
恢复期:室性早搏	1~5	增加30%
	>5	增加60%

室性早搏增加心血管不良事件风险,全因死亡率也观察到类似的趋势。与单独的室性早搏数量相比,复杂的室性早搏节律与更高的心血管风险相关。

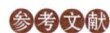

参考文献

van Duijvenboden S, Ramírez J, Orini M, et al. Prognostic significance of different ventricular ectopic burdens during submaximal exercise in asymptomatic UK Biobank subjects[J]. Circulation, 2023, 148(24): 1932-1944.

3. 腿部抽筋什么时候提示心血管疾病

李叔叔64岁,患有高血压和糖尿病。近来,他夜间常腿部抽筋,走路也变得困难。家人以为是缺钙,给他补了钙,但效果不佳。一次散步时,他因为腿痛不得不停下来,家人因为担心便带他去医院就诊。检查结果显示,他的下肢动脉已经有硬化和狭窄迹象。医生解释,这不但影响了腿部血流,还增加了心血管疾病风险。在医生建议下,李叔叔开始用药物控制血脂,并改善生活方式,腿部症状得到了缓解。

腿部抽筋与心脏毛病看似风马牛不相及,但它们背后可能藏着一个共同的"元凶"——动脉硬化。平时有腿部抽筋,人们多半会想到着凉了、缺钙了或是骨质疏松了。但如果腿部抽筋频繁,还伴随着走路不便,那就得警惕下肢动脉有硬化了。下肢动脉,就像身体内的"管道",负责把血液送到腿部。如果这些"管道"变硬、变窄,血液流通就会受阻,腿部就可能出现抽筋、疼痛等症状。更要紧的是,下肢动脉是全身动脉的一部分,它一出问题,其他地方的动脉也可能不妙,尤其是心脏的冠状动脉。所以,如果你或你家中的老年人经常腿抽筋、走路不便,千万别大意。特别是那些有"三高"(糖尿病、高血压、高脂血症)问题的人群,更得留个心眼,这些都可能是冠心病等心血管疾病的信号。

怎么办呢?最好的办法就是及时找心血管内科医生看看,做些必要的检查,如四肢血压。科学研究发现,下肢血压是早期发现和预防下肢动脉疾病及心血管疾病的重要因素。通过专业的检查,医生可以了解动脉的健康状况,看看有没有硬化、狭窄或堵塞的问题。这样,才能及早发现问题,及早采取措施,避免更大的健康风险。

总之,周围血管病变是动脉硬化性疾病的重要组成部分,也是糖尿病等代谢性疾病的主要并发症。腿部抽筋和心脏病之间可能有着千丝万缕的联系。临床上,周围血管病变的早期筛查率较低,很多患者就诊时已出现严重的并发症。关注身体的小变化,及时做专业检查,是维护心血管健康的关键。

 踝部血压可预测周围血管病变

2024年,一项研究分析了四肢血压的不同参数与周围血管病变之间的关系。该研究收集了 40 747 名参与者的血压指标,包括手臂收缩压、舒张压、脉压、踝部收缩压、踝臂指数及踝部脉压等。5年随访结果显示,周围血管病变的发生与臂部血压指标的升高、踝部血压指标的降低相关。其中,踝部血压指标与周围血管病变的相关性最强[HR=4.23,95%CI(3.44,5.21)],踝部血压指标在预测未来周围血管病变中表现最佳。因此,除臂部血压,也应该重视踝部血压的测量。

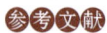

参考文献

Mohammedi K, Pigeyre M, Bosch J, et al. Arm and ankle blood pressure indices, and peripheral artery disease, and mortality: a cohort study[J]. Eur Heart J, 2024, 45(19): 1738-1749.

4. 牙痛会是心脏病的征兆吗

李先生是一位40岁出头的演员,因左侧牙痛频繁发作去看口腔科。医生发现他有牙周炎,进行了治疗,但其牙痛并未缓解,反而愈发频繁,甚至出现胸闷症状。李先生以为只是因为工作劳累,并未深究。不久后,他在拍摄时突发剧烈胸痛,诊断为心肌梗死,抢救无效去世。事后医生认为,李先生的牙痛其实是心脏问题的信号。这个遗憾的案例提醒我们,反复牙痛等非典型症状可能预示心血管风险,需警惕排查。

其实,很少有人知道,心绞痛有时会表现为牙痛。教科书上经典的描述是,心绞痛时除了胸口痛,疼痛还会放射到背部、左手和左侧的脸颊部。如果你的牙痛与活动有关,例如,一提起重物或走得快就牙痛,一休息就好了,那么这种牙痛可能与心脏有关。

心肌梗死引起的牙痛可能表现为下颌或牙龈的不适感,有时会有牙齿敏感或刺痛的感觉。这种感觉在劳累或情绪激动时会加重,但并不一定都是牙齿问题。如果牙痛伴随着胸痛、呼吸急促、出汗等表现,尤其是在高风险人群中可能是一个危险信号。

医学研究指出,口腔健康和心血管健康之间密切相关,特别是牙周病等慢性口腔疾病与高血压和冠心病的风险增加相关。虽然目前尚未完全确定两者是否存在因果关系,但共存的危险因素可能是关键。临床观察显示,口腔健康不但会影响食物摄取,对心血管系统的健康也很重要。细菌感染可能通过引发全身性炎症来影响动脉,增加心血管疾病的发生风险。

因此,保持口腔清洁对于预防心血管疾病可能具有一定作用。定期进行口腔检查和清洁不仅有助于减少口腔感染,还可能间接降低心血管疾病的发生风险。

牙好胃口好,心脑血管倍儿棒

近期,有研究人员利用英国生物样本库进行了相关分析,探讨了佩戴义齿与心血管疾病之间的因果联系。结果显示,使用义齿与各种心血管代谢疾病风险增加14%~25%显著相关。使用义齿与心血管代谢疾病呈正向遗传相关。使用义齿的遗传易感性与心力衰竭风险增加49%和2型糖尿病风险增加11%相关。研究发现,如果将使用义齿与龋齿、缺失或填充牙齿表面(DMFS)的总和结合考虑,遗传确定的义齿或DMFS与脑卒中风险增加21%有关。研究进一步指出,遗传确定的义齿使用与已知的心血管代谢危险因素(如HDL-C、甘油三酯、腰围和腰臀比)密切相关。这个

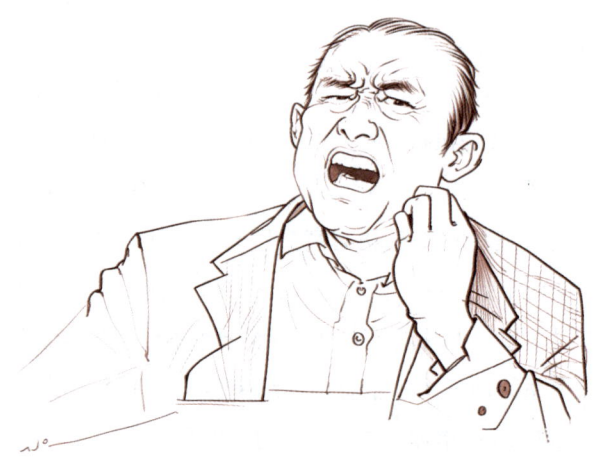

研究表明这些口腔疾病(如使用义齿或牙齿缺失)是心血管疾病发生与发展的重要原因。

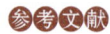

Liu YN, Qin HQ, Li TT, et al. Denture use and risk for cardiometabolic disease: observational and mendelian randomization analyses[J]. Eur J Prev Cardiol, 2024, 31(1): 13-20.

5. 颈部摸到硬块,可不是斑块

动脉粥样硬化,听起来好像很复杂,其实就是我们常说的血液中的"垃圾"堆积在了血管壁里,并逐渐形成粥样硬化斑块。这种"垃圾"主要堆积在大中型动脉,如给心脏供血的冠状动脉、给脑部供血的颈动脉等大血管。每年都有成千上万的人因冠状动脉粥样硬化导致心脏病死亡。颈动脉粥样硬化导致的血管狭窄是缺血性脑卒中的常见原因。

想要知道颈动脉里的"垃圾"堆积得怎么样了？医生通常会推荐你做一项检查，叫作"颈动脉超声"。这个检查简单、无痛，能告诉你颈动脉里那些"垃圾"的情况，即颈动脉斑块的情况。这样，你就能提前知道自己是不是有心脑血管疾病的风险。颈动脉超声虽然是重要的诊断手段，但作为临床筛查手段而言并不方便。科学家正在研发通过颈部录制视频和运动分析来筛查颈动脉狭窄，目前尚不成熟，或在未来可以成为颈动脉狭窄的普通筛查工具。

那么，有时候，人们在颈部摸到一个硬块，就是颈动脉出问题了？张大爷今年68岁，平时血压有些偏高，最近在洗脸时无意间摸到颈部有个硬硬的"疙瘩"。他有些担心，害怕是颈动脉出了问题，于是赶紧到医院检查。经过触诊和超声检查，医生发现张大爷摸到的并不是颈动脉斑块，而是一个脂肪瘤，属于良性病变，对健康没有威胁。虽然张大爷松了一口气，但医生还是建议他每年进行颈动脉超声检查，以便监测血管健康。张大爷的经历提醒大家，摸到颈部硬块不一定是大问题，定期检查才能更好地保护心脑血管健康。

如果真的在颈部摸到硬块，还是得赶紧去医院看看，让医生判断一下硬块的性质。这里要提醒大家，虽然可以在家里自己触摸检查，但毕竟手法不够专业，很容易误判。而且，有时候摸到的"硬块"可能并不是什么大问题，过度紧张，反而会带来不必要的压力。

一种或可筛查颈动脉狭窄的全新模式

一项研究招募了202例具有颈动脉多普勒超声数据的患者，其中54%有超声证实的颈动脉狭窄。使用商用移动手机拍摄一段30 s的颈部视频,并通过视频运动分析技术对皮肤运动变化的幅度进行数学量化,建立算法并定义诊断界值。结果显示,视频运动分析技术诊断颈动脉狭窄的敏感性为87%,特异性为87%。在不同受试者分组中,诊断准确性始终较高。该研究成功探索了一种全新的体征诊断模式,利于进行颈动脉筛查。

参考文献

Tsai CH, Huang CC, Hsiao HM, et al. Detection of carotid artery stenosis based on video motion analysis for fast screening[J]. J Am Heart Assoc, 2022, 11(17): e025702.

二、避免高风险因素

1. 心血管疾病容易"找上"哪些人

患有心血管疾病的人越来越多,比如冠心病、脑梗死,甚至心源性猝死等。当心血管疾病悄悄闯进人们生活的时候,它似乎总喜欢找一些"合拍"的人群。究竟谁更容易成为心血管疾病的"亲密伙伴"呢?

其实,容易得心血管疾病的人就是那些具备各种常见心血管疾病危险因素的人。总体而言,大约有8种常见的心血管疾病危险因素,即吸烟、高血压、高血糖、高脂血症、超重肥胖、缺乏运动、饮食不健康、睡眠不足。近年来,心血管疾病越来越年轻化,不再是老年人的专属,仔细探究,你便会发现发生心肌梗死的年轻人往往存在肥胖、吸烟、作息不规律、久坐不运动、饮食习惯不健康等情况,日积月累,便加速了"血管老化"。

你可以看看自己有没有这些心血管疾病危险因素,也可以帮助家人和朋友检查一下,看看涉及几项。最好纠正这8种心血管危险因素,避免心血管疾病的发生与发展,早实践,早受益。

生命八要素保障心血管健康

美国心脏协会(AHA)基于最新的心血管预防循证医学

证据,修订了最新的心血管健康推荐——生命八要素(Life's Essential 8),包括饮食、体力活动、戒烟(尼古丁暴露)、睡眠健康、BMI、血脂、血糖及血压。有研究探讨了生命八要素评分与全因死亡、心血管死亡之间的关系。研究纳入了19 951例30~79岁的参与者,经历中位7.6年的随访。与评分较低的成年人相比,评分中等或较高患者的全因死亡风险分别降低了40%和58%,心血管死亡率分别降低了38%和64%。所以,"生命八要素"可以成为保持心血管健康的秘诀。

参考文献

Sun JH, Li YZ, Zhao M, et al. Association of the American Heart Association's new "Life's Essential 8" with all-cause and cardiovascular disease-specific mortality: prospective cohort study[J]. BMC Medicine, 2023, 21(1): 116.

2. 哪些情况易引起冠心病急性发作

传统观点认为,剧烈运动、无节制用餐,甚至用力排便,都可能给心脏带来不好的刺激,容易导致急性心肌梗死或心绞痛。

现在,人们的认知又有了新的升级。似乎熬夜、过度劳累、大量吸烟或大量饮酒之后,更容易让冠心病趁虚而入,发动急性攻击。

此外,心因性的发病因素也不少见,如情绪激动、暴怒或者极度的悲伤,都可能成为冠心病暴发的"导火索"。

最后一点,可能让你最意想不到。最新的研究发现,环境污染也是个大忌。细颗粒物升高,竟然成了冠心病的危险因素,而且具有滞后效应,即污染发生后的24 h是高危窗口。

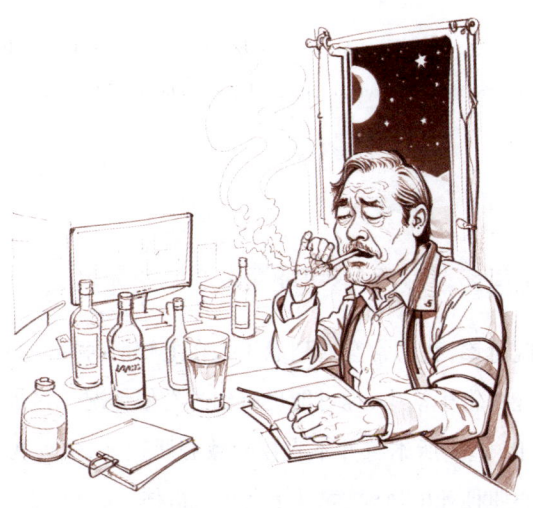

保护好自己的心脏,这是一门大学问。冠心病患者最好别玩"火",不要沉迷于不良生活习惯,应尽量减少剧烈运动,避免过于喜怒无常,以及避免在污染环境下活动。

环境变化与心肌梗死发作的关系

一项来自我国江苏省的研究对2015年至2020年全省202 678例心肌梗死死亡病例进行了分析,研究极端温度事件(炎热和寒冷)和细颗粒物的暴露水平与心肌梗死死亡率的相关性。结果显示,在不同极端温度评估模式下,与炎热和寒冷两种模式相关的心肌梗死死亡率均显著增高(分别为18%~74%和4%~12%),细颗粒物暴露量也与心肌梗死死亡率的增加显著相关。研究结果表明,女性和老年人更容易受到极端天气和空气污染的影响。

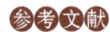
参考文献

Xu RJ, Huang SL, Shi CX, et al. Extreme temperature events, fine particulate matter, and myocardial infarction mortality[J]. Circulation, 2023, 148(4): 312-323.

3. 上厕所过度用力,可能诱发心肌梗死吗

在医院急诊,我们常会遇到老年人在上厕所时突发心肌梗死的情况。在日常生活中,你可能也听到过类似情况。这是为什么呢？实际上,上厕所本身并不直接导致心肌梗死,但便秘可能会增加发生心肌梗死的风险,尤其是老年人群体。

便秘主要表现为排便次数每周少于3次、粪便干硬、排便困难。如果便秘持续6个月以上,就可以诊断为慢性便秘。便秘时,很多人为了排便,会用力屏气以增加腹压。对于一般人,这个动作可能没什么问题,但对于有心血管疾病高危因素的患者,用力屏气会导致主动脉压突然升高,进而导致心脏负荷增加,同时心率加快,心脏耗氧量增加,引发心肌缺血,甚至发展成心肌梗死。此外,对于有心血管疾病的患者,用力排便导致的血管压力增加,血流速度加快,使得附着在血管壁上的斑块更易被冲进血流,堵塞血管,引发急性心肌梗死,甚至猝死。

此外,便秘可能使人感到不适和焦虑,特别是有便秘问题持续困扰时,持续的焦虑和紧张可能导致心血管系统的变化,增加心肌梗死的风险。

因此,对于心脑血管疾病患者,特别是老年人,平时要注意均衡饮食、多喝水、多吃瓜果蔬菜以增加纤维的摄入,进行适度的身

体活动,避免长时间静止不动,减少便秘的发生。如果存在长期便秘,建议及时就医,纠正可能诱发心肌梗死发作的因素。

便秘与心血管不良事件

便秘改变肠道微生物群,可能与动脉粥样硬化的发展有关,而用力排便类似于Valsalva动作,也可能导致心血管不良事件。一项研究探讨了便秘和心血管不良事件的相关性,研究纳入3 359 653例参与者,其中237 855例(7.1%)被确诊为便秘。研究发现与非便秘者相比,便秘患者的全因死亡率升高12%,冠心病风险升高11%,缺血性卒中风险升高19%。这项研究证实了便秘状态与心血管不良事件发生风险之间的关联。

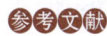

Sumida K, Molnar MZ, Potukuchi PK, et al. Constipation and risk of death and cardiovascular events[J]. Atherosclerosis, 2019, 281: 114-120.

4. 引起心肌缺血的多种原因

心肌缺血并不是贫血,它是指心肌血供不足,可由多种因素引起。大多数情况下,由冠状动脉粥样硬化性心脏病(简称冠心病)引起;其他一些情况,如心肌肥厚、冠状动脉痉挛、严重贫血、急性或慢性失血等,也可导致心肌缺血。有人总说自己心肌缺血,就以为得了冠心病,其实不尽然。

冠心病引起心肌缺血的主要机制是:冠状动脉是给心肌供血的主要血管,当发生粥样硬化,即管腔内"垃圾"过多,形成斑块导致血管狭窄或阻塞时,可使心肌无法获得足够的血液供应,表现为心肌缺血症状。打个比方,冠状动脉就像是一条四车道的高速道路,运行通畅。一旦有斑块形成,就相当于把道路的一部分堵住了;而另一部分,也许是两车道,虽然仍通畅使用,但毕竟血流量减少,尤其在运动等心脏需氧增加的情况下,无法提供足够的血液氧气,将导致心肌缺血,患者可能会感到胸闷、胸痛,即心绞痛。通常认为,如果血管狭窄程度超过50%,就应给予药物治疗。如果进一步发展,四车道中有3条被堵,仅剩下1条时,即血管狭窄程度超过约70%,存在突然完全堵塞的风险,就是心肌梗死。这时通常要在药物治疗基础上植入支架,以降低患者发生心肌梗死的风险。

冠状动脉支架植入是冠心病治疗的有效手段。当冠状动脉突然完全堵塞,也就是发生急性心肌梗死时,血运重建可能是挽救患者生命的唯一方法;而对于慢性堵塞,也就是稳定性冠状动脉疾病者,支架植入同样能带来好处,可获得明显的抗心绞痛益处,即患者每天心绞痛发作次数更少,心绞痛治愈率更高。

当然,心肌肥厚时导致的心肌缺血是由于心肌的血氧需求增加,而冠状动脉供血相对不足所引起的。严重贫血、急性或慢性失血等导致的心肌缺血则是因为血氧供应不足。此外,冠状动脉微循环(毛细血管或小血管)的堵塞同样会导致心肌缺血。总体而言,心肌缺血患者要想确诊冠心病,最好进行冠状动脉增强CT或冠状动脉造影检查,直观地观察血管的狭窄状态,从而更准确地判断是否存在冠心病。

 心肌缺血与非阻塞性冠状动脉疾病

临床上,接受侵入性血管造影的心绞痛患者中,约70%并没有发现冠状动脉阻塞,而其中很多一部分被诊断为缺血伴非阻塞性冠状动脉疾病(INOCA),其可能与冠脉微循环障碍、内皮功能障碍及冠状动脉痉挛有关。

一项回顾性队列研究证实了该临床判断。研究者纳入110例INOCA患者,并给予全面的冠状动脉功能学测试。结果显示,在所有患者中,79%有内皮功能障碍、62%有冠状动脉痉挛、29%有腺苷介导的血管舒张功能障碍。这为INOCA的病因学治疗提供了依据,可以通过多种手段开展冠状动脉功能障碍的治疗。

参考文献

Feenstra RGT, Boerhout CKM, Woudstra J, et al. Presence of coronary endothelial dysfunction, coronary vasospasm, and adenosine-mediated vasodilatory disorders in patients with ischemia and nonobstructive coronary arteries[J]. Circ Cardiovasc Interv, 2022, 15(8): e012017.

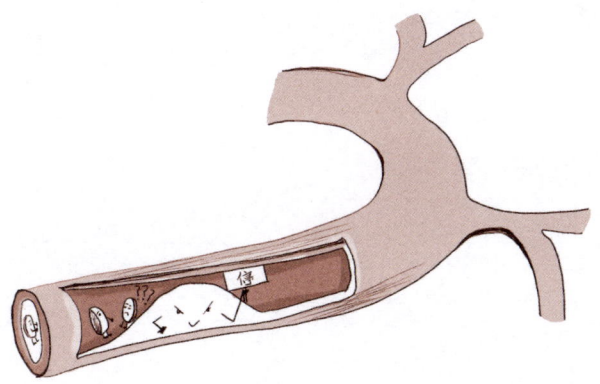

(赵　松　施洁莹　张　毅)

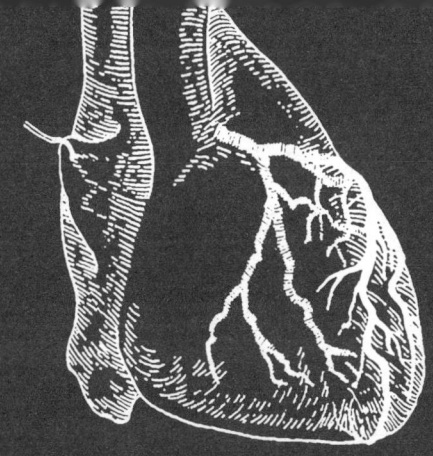

Part 4

明确疾病的检查指标

如果你感到身体有所不适,想进一步了解自己的心血管健康状况,一定要去医院就诊。如何才能更好地配合医生完成检查,确保准确诊断和及时治疗呢?首先,应积极配合完成心电图、心脏超声、血液学、影像学等检查,这有助于医生全面评估你的心脏状况,为诊断提供准确依据。其次,应遵循医生的建议,了解检查前后的相关注意事项,这也是确保检查效果的关键。最后,应与医生充分沟通,保持健康的生活方式,并定期随访,这有助于及时发现潜在问题,确保得到最佳治疗。诊断心脏疾病需要严谨细致及综合多方面考虑。通过与医生密切的合作,你不仅能够获得更准确、可靠的诊断,以及科学、有效的治疗,还能够更好地管理和保护心脏健康。

一、选择检查项目

1. 自行"网络检索",就可解决心脏问题吗

随着网络越来越发达,有些人觉得身体哪儿不舒服时,打开网络搜索一下,小的问题可能自己就解决了。但是,当面临重要的医疗决策,或者想把病看明白时,采用网络搜索可不行。对于心血管疾病患者来说,这种方式更不可靠。

首先,网络搜索所提供的信息是海量的,你无法保证每条信息的质量和准确性。这些信息来源复杂,有些可能是来自可靠的医学研究或专业医疗机构的权威信息,但也有很多可能是来自不可靠或非专业的机构,甚至是虚假信息。错误的信息会误导大众,甚至可能延误治疗而加重病情。

其次,心血管疾病是一类机制复杂的疾病,每个人的情况都不同。网络搜索无法根据个人的具体情况,提供个性化的建议和治疗方案。专业医生则会通过面诊,根据你的症状、身体基础状况、家族病史及生活方式等因素进行综合评估,并制订最适合你的治疗方案。

最后,积极的心态对于心血管疾病治疗和康复非常重要。如果你采用网络搜索相关信息,可能会产生不必要的恐慌和焦虑,甚至对你的健康产生负面影响。相反,与专业医生进行交流,可

以接受有益的建议,有助于你缓解紧张情绪、树立信心,对疾病治疗起到促进作用。

因此,遇到相关病症时,第一时间联系医生或医疗专业人士才是正确和明智的选择。他们能够提供针对每个人病情的专业意见和指导,帮助患者作出最佳的医疗决策。同时,他们可以提供医学前沿、经过科学验证的治疗方案,确保患者获得最佳的疗效。

ChatGPT在预防心血管疾病的尝试

由OpenAI公司推出的ChatGPT是一款正在火热流行中的人工智能(AI)对话软件,它能够编写文本并进行详细对话。临床医生也正在积极寻找ChatGPT在医疗领域的应用前景。

2022年12月,研究者创建了25个心脏病学预防领域的相关问题,并与ChatGPT进行对话,以寻求答案,每个问题都被咨询了3次。由一组预防心脏病学专家审查答案,每组的3个答案被打分为恰当、不恰当或不可靠。总体而言,研究者发现ChatGPT对其中的21个问题提供了恰当的回答,其余回答都不恰当。不恰当的回答包括:ChatGPT推荐心血管患者进行的运动是举重,这可能是不正确的,并且可能对某些患者是不利的;ChatGPT推荐患者的LDL-C水平降至200 mg/dL以下,也是不准确的。此外,ChatGPT推荐患者使用的药物英克司兰(inclisiran)还没有完成上市。

这项研究提示在不久的将来,ChatGPT或可在心血管预防和宣教领域帮助到医生。但是要达到专业的疾病诊疗水

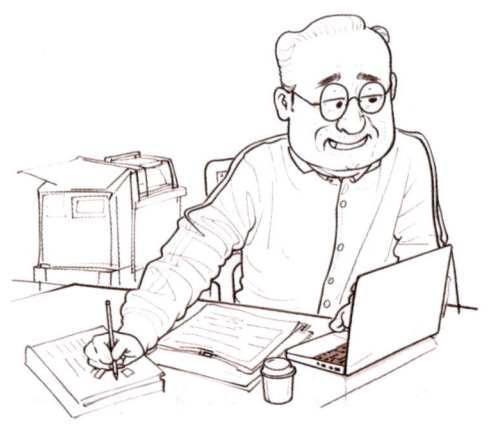

平,目前还有一定差距。此外,要想GPT给出准确的回答,还需要提问者具备相当专业的医学知识,显然,普通患者无法达到。

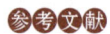

Sarraju A, Bruemmer D, Van Iterson E, et al. Appropriateness of cardiovascular disease prevention recommendations obtained from a popular online chat-based artificial intelligence model[J]. JAMA, 2023, 329 (10): 842-844.

2. 怀疑冠心病时,需要做动态心电图吗

动态心电图(DCG)检查于1949年由美国的霍尔特(Norman J Holter)首创,所以又称"Holter心电图",俗称"背盒子",属于临床上常规的检查。在患者预约好检查后,医生会给他背一个小盒子,然后与普通心电图检查相同,贴上心电图贴片,对患者进行24 h的心电监测。这是一种持续记录心电图的检查方法,记录患

者全天的心电活动情况,可以捕捉到平时单次心电图检查无法发现的异常,从而为临床诊断、治疗及判断疗效提供重要的客观依据。该检查可以明确患者是否有心律失常,以及心律失常的类型、严重程度等,还可以发现患者间断出现的心肌缺血。

动态心电图异常可以给冠心病诊断带来提示性信息。比如,患者有胸闷、胸痛的临床表现,结合在动态心电图中出现心率增快的活动期,有心肌缺血的图像显示,往往高度提示医生"这个人可能患有冠心病",从而起到辅助诊断的作用。医生会建议患者进一步完善冠状动脉CT血管成像(CTA)的检查,明确有无冠心病诊断。此外,有一种特殊类型的冠心病称作"隐匿性冠心病",临床表现为心肌代谢、灌注异常等,发作时症状不明显,难以察觉,而联合24 h动态心电图等多项检查或有助于疾病诊断。

尽管如此,动态心电图不能进行冠心病的排查。也就是说,即使该检查结果正常,也不能完全排除冠心病。为什么呢?因为冠心病是由冠状动脉供血不足引起的心脏病变,其心电图表现可能非常复杂,并受多种因素的影响。动态心电图仅能提供一段时间的心电图记录,不能捕捉到每一次心绞痛发作时的心电图变化,有一定的局限性。因此,要想对冠心病进行准确诊断,还需要结合患者的病史,包括年龄、临床表现等,并在完善一系列检查后进行综合评估。通常可以选做以下7项检查项目。

(1) 心电图:首选的检查,但仅有不到40%的冠心病患者有异常改变。

(2) 24 h动态心电图:可以捕捉到心肌缺血或者心律失常发作时的异常改变,提高检出率。

(3) 运动平板心电图:通过增加运动量,提高心脏的耗氧量来诱发缺血,相当于增强型的心电图,有助于确诊。

(4)超声心动图:可发现心脏的收缩功能异常、节段性室壁运动异常、运动消失、室壁瘤等,有助于诊断。

(5)冠状动脉CTA:能发现心脏血管狭窄的部位和程度,能识别易损的斑块,对心肌桥和冠状动脉钙化更敏感。

(6)心脏磁共振或核素心肌显像:能发现心肌纤维化病变,能识别心肌缺血和存活心肌。

(7)冠状动脉造影:冠心病诊断的"金标准",但属于有创性的检查。

患者应在医生的指导下,接受合适的检查。尤其是当医生怀疑你有冠心病时,更应积极配合,或选择联合检查,以提高检出率,尽早干预。

运动平板心电图联合24 h动态心电图有助于隐匿性冠心病的检出

一项研究中,研究者使用冠状动脉造影,挑选了200例符合条件的隐匿性冠心病患者,比较单独或联合使用运动平板心电图和24 h动态心电图进行诊断的敏感性、特异性及准确性等指标。见表4-1。

表4-1 运动平板心电图和24 h动态心电图单独或联合使用的诊断价值(%)

检查项目	敏感性	特异性	准确性
运动平板心电图	83	68	73
24 h动态心电图	83	61	74
运动平板心电图联合24 h动态心电图	93	75	84

因此可以得出结论,运动平板心电图联合24 h动态心电图可提高隐匿性冠心病的检出率。

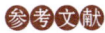

Wang WR, Zhang Q. Diagnostic value of scoring model of treadmill exercise test combined with dynamic electrocardiogram for latent coronary heart disease [J]. J Electrocardiol, 2021, 69: 82-86.

3. 心绞痛者如何选择冠状动脉CTA或造影

在回答这个问题之前,需要明白这两个检查有什么区别。简单地说,它们都可以显示冠状动脉有没有狭窄,都要用到造影剂,在X线下可清楚显示血管。不同的是,冠状动脉CTA是由影像科的医生操作完成,静脉注入造影剂的同时进行计算机断层扫描(CT),造影剂经过静脉流入心脏,由心脏射入主动脉,再由主动脉根部流入冠状动脉后,进行摄片,最终会留下冠状动脉显示最清晰的图像;而冠状动脉造影是由专业的心内科医生在导管室完成,从患者的外周动脉(手腕或者大腿根部)置入导管,使导管的远端直达冠状动脉,这个时候注入的造影剂可以精确地到达冠状动脉的每一个分支,在X线下不仅可以清晰地观察冠状动脉狭窄情况,还可以了解狭窄造成的血流动力学变化。

两种检查各有其特点和适用情况。见表4-2。

多项研究提示,在指导冠状动脉介入手术的临床获益方面,功能学评估似乎优于形态学评估。而临床上,需要通过患者的心绞痛症状和心电图的严重程度来判断应选择哪种检查。

表4-2 冠状动脉CTA和造影检查的特点比较

检查项目	操作危险性	检查结果	临床指导价值	直接治疗
冠状动脉CTA	较小,只需静脉扎1针	只有静态形态学图像,很难反映血流动力学等功能变化	相对小	不可以
冠状动脉造影	较大,需在动脉穿过各种导丝和导管,并直达冠状动脉	造影剂可分别注入每一条冠状动脉分支,进行动态观察,并测量功能学指标	更大	可以,无需撤出导丝,直接操作,如支架植入等

如果该患者心绞痛症状不典型,出现与活动相关的胸闷、胸痛,心电图正常或者没有明确的心肌缺血,也一定要引起重视。这时,我们往往建议患者可以先去门诊预约完善冠状动脉CTA检查,如果CTA提示有中度以上狭窄,则再入院进行冠状动脉造影检查,以避免患者遭受过度的有创操作。而随着影像学技术和AI软件的开发,针对冠状动脉的形态学评估也在不断发展。研究表明,在不加入任何生理学指标的情况下,冠状动脉CTA形态学或影像结合机器学习均优于视觉判断的狭窄程度。因此,对于情况相对稳定的胸痛患者,已有更多证据支持优先考虑冠状动脉CTA检查。由此可见,冠脉CTA的作用已越来越强大。

如果该患者有非常典型的心绞痛症状,即活动后出现前胸、后背部的闷痛,且近期发作较频繁,比如,每周发生1次以上,心电图又呈现明显的心肌缺血,我们往往建议患者可以直接住院,完善冠状动脉造影检查。因为冠状动脉造影看得最清楚,而且可以精确评估堵塞处的斑块性质、狭窄程度及对心肌供血的影响。更重要的是，一旦发现有冠状动脉的严重狭窄，可以"一站式"地直接将诊断与治疗同时完成，不需要再预约等待冠状动脉CTA的结果后再入院行造影检查。特殊情况下，患者如果出现类似心肌梗死的胸痛0.5 h以上，伴随心电图的特殊改变，医生会立即启动绿色通道，要求在90 min内完成冠状动脉造影并开通堵塞的血管。此外，冠状动脉进行过支架植入术或者药物球囊治疗的患者，建议术后6~12个月进行1次冠状动脉造影的复查，目的是判断支架的情况和其他冠状动脉分支狭窄的情况。

PCI可改善稳定性冠心病患者的心绞痛症状

ORBITA-2研究中，患者分组前停止所有抗心绞痛药物，并接受为期2周的心绞痛症状评估；之后，按1∶1随机分为冠状动脉支架植入术（PCI）治疗组或假手术组，而且医生和患者均不知晓分组情况（双盲）；随访12周，以心绞痛症状评分为终点指标，分数越高，心绞痛症状越严重。主要研究结果见表4-3。

表4-3　ORBITA-2临床试验的主要研究结果

分组	例数	平均心绞痛症状评分（分）	急性冠状动脉综合征（例）
PCI组	151	2.9	4
假手术组	150*	5.6	6

＊假手术组中1例患者因无法耐受的心绞痛而公开治疗情况（揭盲）。

该研究主要结论排除了抗心绞痛药物干扰的背景，对稳定性冠心病患者采用PCI治疗可以显著改善心绞痛症状。

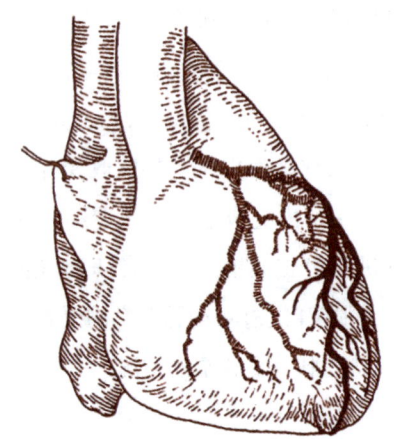

因此，为进一步提高患者的运动耐量和生活质量，稳定性冠心病患者应尽早进行冠状动脉造影检查，必要时行PCI等治疗。

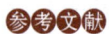

Rajkumar CA, Foley MJ, Ahmed-Jushuf F, et al. A placebo-controlled trial of percutaneous coronary intervention for stable angina[J]. New Engl J Med, 2023, 389 (25): 2319-2330.

4. 有心慌，应做哪些检查

很多人来心内科就诊时，会跟医生述说自己有心慌的症状。这种情况下最好能做一个24 h动态心电图，以排查是单纯的心跳加速引起了心慌，还是有明确的心律失常。简单而言，即判断一下是心脏跳快了，还是心脏在乱跳。如果有心律失常，那就需要明确心律失常的类型，尽早治疗。如果是单纯的心跳加速，也需要寻找原因，比如，贫血、甲状腺功能亢进都可以引起单纯心率加速。因此,医生一般会进行血常规和甲状腺功能检查,了解血红蛋白和甲状腺激素水平,必要时进行针对性治疗。

近年来,在新型冠状病毒感染者中,新型冠状病毒阳性以后的3个月内,甚至更长时间,很多人反映出现了基础心跳加速的现象,就是常说的"长新冠综合征"。而基于大规模人群的研究已探讨新型冠状病毒感染后心律失常的发生风险。这种情况往往是由于病毒感染引起的慢性炎性反应,导致了心肌细胞轻微受损。因此,有心慌表现时,也不要忘记新型冠状病毒"阳过"的可能,结合病史等进行排查。对于"阳过"后的高风险患者,应尽早采取心脏干预措施,并适当用一些营养心肌的药物治疗。

在治疗原发病的同时如果心率还是居高不下,可以少用一些减慢心率的药物,争取把静息心率控制在80次/分以下。

新型冠状病毒感染后1个月,室上性心动过速发生风险增加

一项基于瑞典国家数据库的调查研究,收集2020年2月1日至2021年5月25日,SARS-CoV-2检测呈阳性的2019冠状病毒(COVID-19)患者1 057 174例及匹配的阴性对照4 074 844例。

结果显示,COVID-19后第14天、第60天、第180天,房性心动过速、阵发性室上性心动过速及缓慢性心律失常的发生率呈显著增加趋势。COVID-19后第1个月,以上3种心律失常发生风险分别是阴性对照的12.28倍、5.26倍及3.36倍。老年人、未接种疫苗者及较严重感染者的心律失常发生风险较高。

参考文献

Katsoularis I, Jerndal H, Kalucza S, et al. Risk of arrhythmias following COVID-19: nationwide self-controlled case series and matched cohort study [J]. Eur Heart J Open, 2023, 3 (6): oead120.

二、关注细节要点

1. 验血项目一定要空腹做吗

大家都知道,去医院最怕的就是做各种检查。其中,抽血可能是很多人都经历过的一件事。有时候,医生会让你空腹抽血,但如果你检查前吃了东西,只能第2天再跑一趟,真的很麻烦。而且,有些糖尿病患者长时间空腹还可能低血糖,实在太危险了。

但其实,抽血前的空腹要求并不是绝对的,这主要取决于所要检测的项目。比如,血糖、肝功能及某些激素检测等,这些指标对食物很敏感,所以需要空腹检测。简单地说,就是要求你在检查前不能吃东西,要保持胃里"空空如也"。但也有很多其他检测项目并不需要空腹,比如,血常规、肾功能、电解质、血清蛋白等,即使进食也不会影响检测结果。

当然了,还有一些特殊的检查,虽然不是抽血,但也需要空腹进行。比如,消化道内镜检查(包括胃镜和肠镜)、腹部超声检查等。因为空腹时,胃肠道内没有食物残渣,医生能看得更清楚,更容易发现异常。

那么,哪些人抽血前需要特别注意呢?孕妇、婴幼儿、老年人或者胃溃疡、胃肠道出血、严重脱水等患者抽血前的要求可能会有所不同,所以一定要在医生的指导下进行。

总之，抽血前是否需要空腹取决于所检测的项目。当你拿到医生开具的化验单时，一定要仔细看看上面有没有注明"空腹"的要求。如果没有特别注明，就不需要空腹啦！另外，为了确保化验的准确性，抽血前记得告诉医生自己的饮食、用药情况等，这样医生才能更好地评估你的检测结果。

血脂检测未必需要空腹

作为心内科常见检测指标，中国、美国及欧洲多部指南建议血脂水平在空腹状态下测量。但最近研究表明，非空腹状态下的血脂谱变化对食物摄入的反应很小，且比空腹状态的水平更能预测不良心血管事件的发生风险。发表于 Arch Intern Med 期刊上的一项研究，共有 209 180 例个体参与。结果显示，在不同空腹时长的时间点采集静脉血化验，不同时间点总胆固醇和 HDL-C 的平均差异很小，LDL-C 差异稍微大一点，最高可达 10%，而甘油三酯差异更大一些（20%）。在社区人群中，空腹时间与血脂亚类水平基本没有关联。这表明，为了常规血脂检测而空腹几乎是没有必要的。

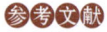

Sidhu D, Naugler C. Fasting time and lipid levels in a community-based population: a cross-sectional study[J]. Arch Intern Med, 2012, 172(22): 1707-1710.

2. 报告单出现"箭头"，血脂才算异常吗

血脂水平，在化验单上是很多密密麻麻的数字项目，它们可是守护大家心血管健康的"小卫士"。

血脂指标主要包括总胆固醇、甘油三酯、高密度脂蛋白胆固醇(HDL-C)及低密度脂蛋白胆固醇(LDL-C)。这些指标就像身体里的"情报员",会告诉你心血管的健康状况。怎么判断血脂是不是正常呢?根据化验单上的标注,只要对照一下正常值范围,就能知道自己的血脂是不是在"安全区"。

但报告单上没有"箭头",也不代表血脂就一切正常。有些特殊人群,比如糖尿病或心血管疾病患者,他们的血脂控制目标可能更严格。比如,LDL-C,即那个"坏"胆固醇,目标值要低于2.6 mmol/L。而已发生颈动脉斑块、冠心病或者脑梗死的患者,他们的LDL-C更要低于1.8 mmol/L。另外,要给大家介绍两位血脂界的"新网红"——载脂蛋白B(ApoB)和脂蛋白α颗粒[Lp(α)]。ApoB同时出现于低密度脂蛋白和极低密度脂蛋白颗粒中,就像"快递小哥",运载着这两种脂蛋白。正如可以通过快递小哥的数量来反映近年来人们的网购情况,如果想知道心血管疾病的风险大小,则可以通过ApoB数量反映。而Lp(α)就像血脂界的"间谍",因为它的颗粒大小变化范围很大,测量起来较费事、费钱,所以往往隐藏着,但是它的升高带来的心血管疾病风险更大。

所以,血脂检测是评估心血管健康和制订个性化治疗方案的重要依据。只有了解了各项指标的含义和目标值,医生才能更好地评估心血管疾病的发生风险,制订更有针对性的预防和治疗措施。

随着科学研究的不断进步,人类还会对血脂有更多、更深入的认识。这样,医生就能为保护患者心血管健康提供更多的参考依据。

血脂水平或可降至更低

2017年，葛均波院士曾在 *Cardiology Plus* 期刊的开篇之作中提出要将动脉粥样硬化性心血管疾病（ASCVD）患者的血脂降低至新生儿水平，也就是低密度脂蛋白胆固醇（LDL-C）保持在 30 mg/dL 左右。然而，近年的研究结果似乎提示，新生儿水平仍然不是人类血脂控制的终极目标，还需要降到更低。2023年，*Circulation* 期刊发表了 FOURIER-OLE 的最新研究。结果显示，在 FOURIER-OLE 研究者中，1604例（24%）、2627例（40%）、1031例（16%）、486例（7%）及811例（12%）患者治疗后的 LDL-C 达到 <20 mg/dL、20~40 mg/dL、40~55 mg/dL、55~70 mg/dL 及 ≥70 mg/dL。较低的 LDL-C（低至 <20 mg/dL 的极低水平）与较低的心血管疾病死亡及心肌梗死、脑卒中、因不稳定型心绞痛或冠状动脉血运重建术而住院的发生风险相关。随着这些延长随访研究结果的发布，未来的血脂控制指南可能还有 20 mg/dL，甚至 30 mg/dL 下调的空间。但必须强调，心血管医生对血脂目标的探索是基于严谨的循证医学证据。

参考文献

Gaba P, O'Donoghue ML, Park JG, et al. Association between achieved low-density lipoprotein cholesterol levels and long-term cardiovascular and safety outcomes: an analysis of FOURIER-OLE[J]. Circulation, 2023, 147(16): 1192-1203.

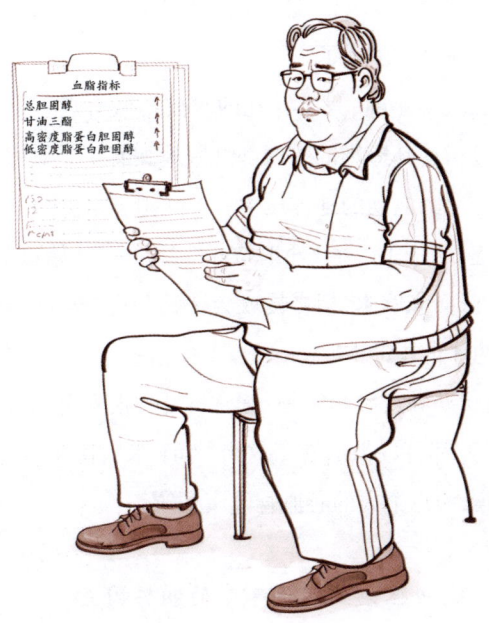

3. 做冠状动脉造影,会很疼吗

冠状动脉造影,这个听起来有点高级的检查方法,可不一般,是给心脏做"体检"的小手术。冠状动脉造影是一种常见的微创检查方法,是诊断冠心病的金标准,也是目前唯一能直接观察到冠状动脉病变部位、狭窄程度及远端血流通畅情况的检查方法。进行冠状动脉造影的同时,可配合冠状动脉内的血管超声或者冠状动脉光学成像检查,更清晰明确冠状动脉斑块的组成,或者进行冠状动脉功能的评估,明确狭窄的斑块对远端血管的供血有无显著影响。

医生会从桡动脉(就是手上那个能摸到脉搏的地方)用一根细针穿刺,植入一个小管子(鞘管),接着通过一个小导管把造影剂送到冠状动脉的开口处。这时候，再用X线一照，整个冠状动脉血管就清晰地显示出来了。

这个过程其实不痛，只有针扎的时候稍微有点感觉。而且，很多人在做冠状动脉造影的时候都舒服地睡着了。做完检查，护士会在患者桡动脉波动的地方压上一个压迫器，用来止血。这个压迫器会压迫6~8小时，每2小时放松一下。一开始可能会感觉有点紧、有点胀痛和麻木，但慢慢就会缓解。止血期间，对个人穿刺部位疼痛的评估非常重要。

所以，冠状动脉造影其实是一个很轻松、很安全的检查方法。小朋友、老年人都可以做。有了这台"小手术"，医生就能更准确地诊断冠心病，为每个人的心血管健康护航。

桡动脉穿刺部位疼痛的相关因素

一项横断面研究探索了冠状动脉造影术中桡动脉穿刺和穿刺点部位疼痛严重程度相关的因素。结果显示，85例计划接受经桡动脉冠状动脉造影的患者中，大部分患者疼痛评分较低。统计学分析显示，术后24小时的穿刺部位疼痛程度明显低于术后3小时，女性和较短的插鞘时间是导致经桡动脉入路部位疼痛的主要原因，女性和较大的压缩空气量分别与术后3小时瘀斑和穿刺部位疼痛有关。总之，中国人经桡动脉冠状动脉造影术后常见的穿刺部位的并发症相对较少。

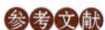

Cheng KY, Chair SY, Choi KC. Access site complications and puncture site pain following transradial coronary procedures: a correlational study[J]. Int J Nurs Stud, 2013, 50(10): 1304–1313.

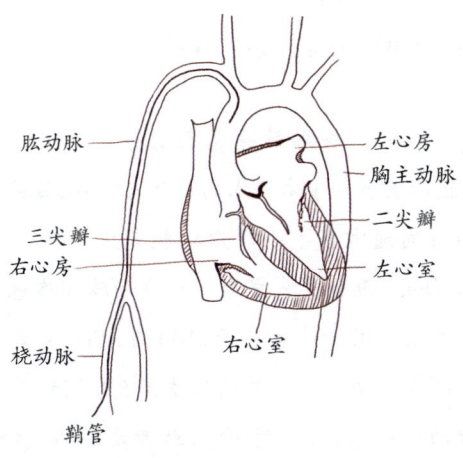

4. 做冠状动脉造影手术,时间很长吗

冠状动脉造影手术,听起来好像很复杂,其实就类似给心脏做个X线摄片。这个手术一般在20~30分钟内就能完成。

手术开始前,医生会给心脏安装一个心电血压监测器,就像给心脏装了个全球定位系统(GPS)。然后,还会准备一些药物,如麻醉药、硝酸甘油等,就像给心脏准备了一套"应急装备"。接下来,医生会选一个适合你的穿刺路径,如桡动脉。这时候,局部麻醉上场,会让你感觉像被蚊子叮了一下,不痛不痒。然后,医生会把一根导管送到你的冠状动脉,就像送"快递"一样。导管到达冠状动脉,医生会从多个角度观察你的冠状动脉情况,看看有没有狭窄、斑块等问题。如果有问题,医生还会作进一步操作,如植入支架。这个过程时间长短不一,像打开一个复杂的包裹,可能需要30分钟至数小时。手术结束后,医生会拔出导管,给伤口加压包扎。这时候,你就可以回病房休息了。

所以,如果有问题需要处理,可能时间会长一点。但不管怎样,休息一下,你就能快速恢复活力啦!

桡动脉穿刺的优势

随着医疗器械和手术技术的迭代与进步,目前冠状动脉造影术的时间通常在半小时内就能完成。1989年,*Cathet Cardiovasc Diagn*期刊率先发布经皮桡动脉入路冠状动脉造影术早期临床应用。结果显示,100例Allen测试正常的患者尝试了经皮桡动脉入路并使用法国5号鞘和导管进行选择性冠状动脉造影,其中有10例患者无法插入桡动脉,有2例患者的冠状动脉选择性导管插入术失败。导管的操作没有任何问题,动脉痉挛也很少出现,只有在使用23 cm长的鞘管时才会出现。此外,只观察到两种无症状的并发症:1例患者的肱动脉夹层,1例患者的桡动脉闭塞。总之,随着经验的积累,目前该入路变得与经肱动脉入路一样有效,而且更安全。

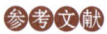

Campeau L. Percutaneous radial artery approach for coronary angiography[J]. Cathet Cardiovasc Diagn, 1989, 16(1): 3-7.

5. 支架能长期使用吗

很多人在植入支架之后会问医生"我的支架会不会掉下来?我能不能坐飞机?我的支架能用多长时间?"其实,支架植入一定是终身的,或者说它的保质期是终身。因为,支架相当于一个很小的金属管,植入动脉血管中的作用是把血管撑开,让血流顺畅通过。术后3个月内,周围的血管内皮就会长在支架的表面,支架与动脉血管长在一起,变成身体的一部分,这样,哪怕做外科手术也很难把支架从长好的内皮上剥离下来。所以,不管你是去坐飞机,还是去蹦极,支架都不会松动或掉下来,大可放心。

对于血管内皮化良好的患者,不存在做一次心脏支架可以使用多久的问题。相比所谓的"使用寿命",更重要的问题是支架部位有可能形成支架内血栓、再狭窄,或者动脉粥样硬化斑块再次长入等情况,导致支架部位的再次堵塞。举个简单的例子,相当于家里厨房的下水道发生堵塞,你请师傅疏通之后,最重要的问题不是疏通后的管道还能用多久,而是你有没有安装地漏来阻止脏东西再掉下去,以防止再次堵塞。同样,医生给血管植入支架,血管畅通了,如果你立即回到原来的生活状态,继续吸烟熬夜、不运动等不良生活作息,高血压、高脂血症、高血糖等不加以控制,就好像疏通好的下水道又回到原来被乱扔东西的环境中,那么血管还会发生新的堵塞。因此,支架是帮助大家疏通血管的,但要让血管远离堵塞,大家还是要保持对心血管健康的生活,避免危险因素的积累。

支架与球囊对再狭窄的疗效比较

Eur Heart J 期刊发表了 ISAR-DESIRE 3 研究的 10 年随访,比较了普通球囊、药物球囊及药物洗脱支架治疗对支架内再狭窄病变的效果。主要研究结果见表4-4。

表4-4 普通球囊、药物球囊及药物洗脱支架治疗支架内再狭窄病变的效果比较

治疗方式	普通球囊	药物球囊	药物洗脱支架
患者数(例)	134	137	131
病灶数量(个)	160	172	168
不良心血管事件[例(%)]	90(72.0)	70(55.9)	72(62.4)

相较于普通球囊组,药物球囊组和药物洗脱支架组不良心血管事件风险明显降低,而药物球囊组和药物洗脱支架组间比较无显著差异。总之,治疗支架内再狭窄病变,药物球囊组和药物洗脱支架组均显著优于普通球囊组,且两者之间没有显著的疗效与安全性差异。

参考文献

Giacoppo D, Alvarez-Covarrubias HA, Koch T, et al. Coronary artery restenosis treatment with plain balloon, drug-coated balloon, or drug-eluting stent: 10-year outcomes of the ISAR-DESIRE 3 trial[J]. Eur Heart J, 2023, 44(15): 1343-1357.

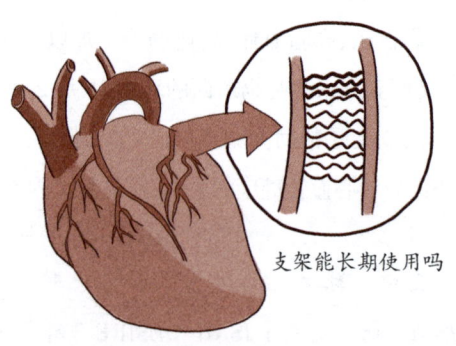

支架能长期使用吗

(李昊男 许 冲 张 毅)

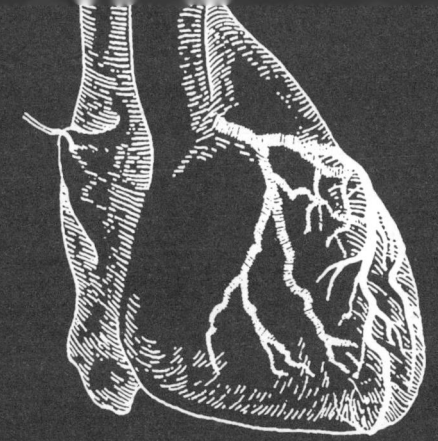

Part 5
了解治疗的核心要点

药物、手术及微创介入等都是治疗心脏相关疾病的有效"武器"。而针对不同的疾病或疾病的不同阶段,往往有不同的治疗方案,可能需要采取某一种手段,或使用几种手段叠加的"组合拳"。治疗时应把握核心要点,有的放矢,才能真正地解决问题。比如,常见的高血压,治疗关键是降低飙升的血压,消除并发症的风险;对于房颤就要调控心脏节律,尽量恢复窦性心律,以预防血栓形成和栓塞风险;冠心病则以缓解冠状动脉狭窄或闭塞引发的心肌缺血、缺氧为关键;而到了心脏相关疾病的终末阶段——心力衰竭,治疗任务以全力舒缓症状,提前预防并发症,改善生活质量为主。

一、高血压

1. 泡热水澡可以降血压吗

血压是如何形成的？简单地说，血压的形成需要心脏射血、循环血量及外周阻力三要素，可以形象地将它们看作水泵、管网水容量及终端水龙头。在供水期间，管网内的水对管壁产生的压力可以比作血压。年轻人的血管富有弹性，好像橡胶水管，在水量增多时可以增加管道内径而降低压力，使血压保持在稳定的低位水平。老年人的血管大多已发生动脉硬化，就像铁质水管，在水量增多时也无法改变管道内径来调节压力，使血压明显升高。如果这种对管壁压力增高的状态长期存在，就形成我们常说的"高血压"。

当然，有人可能会提出这样的想法，即根据"热胀冷缩"原理，血管在外界加热状态下应该也能"膨胀"扩张吧？那么每天泡热水澡是否就能达到降血压的效果呢？其实，有规律地泡热水澡对于降血压肯定会有帮助，但并不是完全通过直接改善血管条件来实现的。因为，泡热水澡对于硬化血管的扩张作用实在非常微小，尤其对于老年人。但泡热水澡可以舒缓疲劳、改善睡眠、促进血液循环，缓解自主神经系统紧张等，这些均对降低血压有所帮助，可起到暂时作用。对于确诊的高血压患者，在未服药的情况下,由于导致高血压的病因(如血管硬化等)不会因为泡热水澡而得到消除,泡澡结束后血压仍然会升高。此外,值得注意的是,泡热水澡时,往往心率加快,心肌耗氧量增加;并且过高的水温易增加出汗,使血液变得黏稠,加之原先已适应高血压的器官发生相对低血压,导致供血相对不足,从而产生危险。这种情况发生在心脏,还有诱发心肌梗死的风险。

高血压患者泡热水澡更要注意以下事项。

(1)泡澡的水温不宜过高。

(2)泡澡时间建议控制在10 min左右。

(3)泡澡后加强保暖,防止血压剧烈波动而诱发的心血管不良事件。

(4)密切监测血压。

总之,虽然泡热水澡能让你放松身心,但需要注意泡澡的水温和时间,过高的水温及过长的高温暴露时间,都有诱发心血管疾病,甚至威胁生命的潜在风险,老年高血压患者更应该注意这些问题。只有科学合理地泡澡,才能让身体更加健康。

长期高温或导致血压升高

尽管人为的热量增加对人类健康的潜在严重威胁已在全球范围内引起广泛关注,但其对血压的长期影响仍未知。一项来自我国东北地区的研究结果显示,总人为热暴露量最高四分位数人群的收缩压、平均动脉压及脉压与最低四分位数人群相比更高;与最低四分位数人群相比,较高四分位数人群患高血压的风险更高(第二四分位数高出17%,第三四分位数高出10%,最高四分位数高出17%)。研究表明,长期

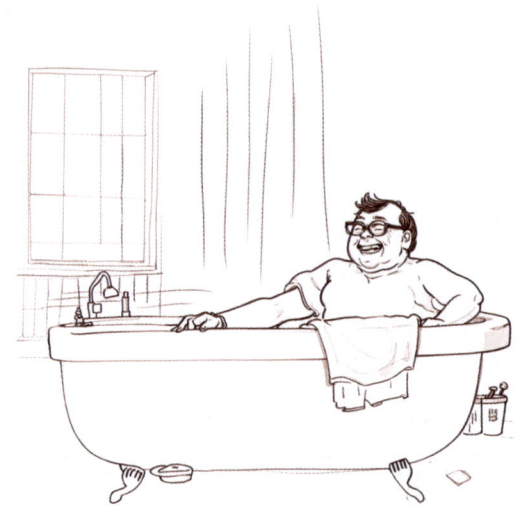

人为热量暴露与血压升高及高血压的高发生率有关。

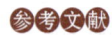参考文献

Lin LZ, Su F, Fang QL, et al. The association between anthropogenic heat and adult hypertension in Northeast China[J]. Sci Total Environ, 2022, 815: 152926.

2. 忘记服用降压药物，怎么办

高血压患者规律服用降压药物是维持血压稳定的必要条件。但是在生活中，有可能由于各种各样的原因而忘记服用降压药物，这时应该如何应对呢？其实，先要了解一个概念——药物半衰期，即药物进入人体后经历代谢、分解及排泄等过程，于体内消耗1/2所需的时间。高血压患者要对自己所服用的药物有大概的了解，在忘记服药的时候，首先明确忘记服用药物的种类。目前

为了稳定维持血压,很多降压药物都是半衰期较长的长效制剂药物,比如,硝苯地平控释片、苯磺酸氨氯地平片及苯磺酸左旋氨氯地平片等,药物作用会维持24小时左右。对于这些药物,即使偶尔忘记服用,也无需过度担心。因为药物在体内依然会维持一定血药浓度。也就是说,血液中依然有这种降压药物的成分,血压不会剧烈波动。但你仍然要每天监测血压,如果发现血压升高,并伴随高血压相关不适症状时,在医生的指导和监测下,可以适量服用短效降压药物。

所以,我们建议高血压患者养成一个健康的服药习惯,定时、定点地服用降压药物。这涉及药物依从性的问题,即患者用药与医嘱的一致性。从药物治疗角度来看,是指患者对于药物治疗方案的执行程度。药物依从性可分为完全依从、部分依从(超过或不足剂量用药、增加或减少用药次数等)及完全不依从(完全不服药)三大类。当然,偶尔忘记服用药物不能说是药物依从性差,但是经常性忘记服药属于部分依从。保持良好药物依从性有助于稳定病情,避免因血压波动对身体造成不良影响,同时改善预后。

硬核证据 良好的药物依从性可降低心力衰竭的死亡风险

一项纳入6665例患者的荟萃分析表明,使用不同干预措施来改善心力衰竭患者药物依从性后,其死亡风险下降了11%;反之,不良药物依从性和疾病不良预后有关。简单地说,不按时服药会导致疾病加重。作为一种统计方法,荟萃分析将多个相关研究的结果综合在一起,从而得出更为精确、可靠的结论。通过对已有文献进行系统性回顾和定量合成,可增加样本量和统计效能,减少个别研究的偏差或误差。

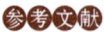

Ruppar TM, Cooper PS, Mehr DR, et al. Medication adherence interventions improve heart failure mortality and readmission rates: systematic review and meta-analysis of controlled trials[J]. J Am Heart Assoc, 2016, 5(6): e002606.

3. 降压药物的夏季服用策略

炎炎夏日,人们不但要面对高温的炙烤,还要应对高血压这个无声的"杀手"。对于高血压患者,夏季服用药物时需要注意以下2点。

(1) 加强血压监测,根据血压情况调整降压方案。你先要明白,夏季血压为什么会下降? 随着气温的升高,人体血管会扩张,对于血管硬化程度较轻的患者尤为明显。这就是热胀冷缩的原理,高温会使血管扩张,从而导致血压下降。因此,高血压患者在夏季应更频繁地监测自己的血压,如果发现血压持续偏低,甚至出现头晕、乏力的症状,应及时咨询医生是否需要调整药物剂量。切忌自行随意增减药物,以免影响疗效。

(2) 关注夏季补水,复查电解质水平。由于夏季气温高,人体排汗增多,容易导致体液流失,使电解质随汗液流失。对于长期服用利尿剂类降压药物的患者,要特别注意防止脱水及低血钾的情况。如果发现身体出现脱水症状,应及时补充水分和电解质。同时,定期去医院复查电解质,这样可以了解利尿治疗是否引起血钾的明显变化。

总之,不管是临床医生,还是高血压患者,都无法回避一个现实的问题——高血压的季节变化。这往往表现为冬天血压偏高,夏天血压偏低。高血压患者在夏季要特别关注血压的变化,加强血压监测和药物调整。对于血压季节性变化及其用药调整原则,值得开展更深入的研究。

血压的季节变化是不能忽视的问题

研究者利用ACCOMPLISH研究数据库的美国本土队列中参与者的月平均血压,绘制了血压季节变化曲线。参与者都有12次以上血压测量,前7次分别在分组前2周、分组后第1天以及第1、2、3、6、12个月。此后,每6个月1次,直到最长3.5年。结果显示,参与者平均服用3.3种药物。患者的平均血压为129.7/72.3 mmHg,控制率为88.7%。收缩压和舒张压在每年7月均最低,血压控制率则显著提高。通过AC-COMPLISH研究的事后分析,研究者首次证实冬季血压升高

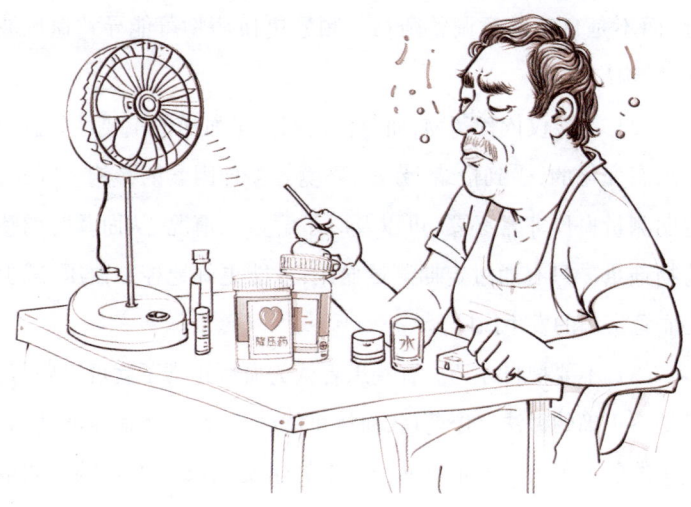

效应在严格的随机对照试验中依然可以显现。

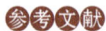

Brook RD, Brook AJ, Jamerson K, et al. Worse blood pressure levels and control during nonsummer months in rigorously treated patients with hypertension: the ACCOMPLISH trial[J]. J Am Heart Assoc, 2023, 12(14): e030696.

4. 警惕长期服用降压药物的影响

在高血压的治疗中,长期服用降压药物非常重要。但是,很多人在服用降压药物时存在一些误区,这些误区可能会影响疗效,甚至对身体健康造成潜在的危害。因此,需要注意以下4点。

(1) 不要频繁更换药物。有些人担心长期服用同一种降压药物会产生耐药性,从而影响疗效。其实这是一个误区,如果你通过服用一种或两种降压药物已经成功地控制血压,那么应该继续使用这些药物,并遵医嘱。药物的更换应该在医生的指导下进行,而不是自行随意调整药物。频繁更换药物可能导致血压波动,影响疗效。

(2) 不能仅依赖药物,而忽视定期测量血压的重要性。血压是动态变化的,受到情绪、劳累、环境等多种因素的影响。因此,定期测量血压非常必要,可以及时了解血压情况,从而及时调整药物剂量。只有通过定期测量血压,才能更好地控制血压,减少心血管疾病的发生风险。

(3) 不要擅自停药。有些患者认为血压正常了就可以停药,这是不正确的做法。停药后,血压可能会反弹,导致血压波动,对身体的危害很大。一定要遵循医生的建议,不要擅自停药。如果需要调整药物剂量或治疗方案,应该在医生指导下进行。

(4)不要等到出现症状后才去服药。高血压通常没有明显的症状,但长期的高血压会诱发心脑血管、肾脏及眼睛等组织、器官的疾病。因此,定期测量血压非常重要,以便及时发现血压升高的情况。此外,无论是否有症状,都应该将血压控制在正常范围内,以降低心血管疾病的发生风险。

总之,长期服用降压药物需要遵循医生的建议,并注意保持健康的生活方式。通过药物治疗和生活方式的调整,可以有效地控制血压,降低心血管疾病的风险。

各类降压药物的长期影响比较

近年来,除了少数新型降压药物的试验,大多数是对于血压治疗目标和药物组合的探讨。然而,大多数临床研究都进行了1~5年的随访,缺乏长时间药物长期疗效的追踪随访数据。JAMA: Network Open期刊发表了一项来自美国ALL-HAT研究的23年随访数据分析,探讨了接受噻嗪类利尿剂、钙离子通道阻滞剂(CCB)或血管紧张素转化酶抑制剂(ACEI)治疗患者的主要和次要心血管结局差异。

结果显示,在长达23年的随访过程中,利尿剂组、CCB组及ACEI组心血管疾病死亡率分别为23.7%、21.6%及23.8%,无明显差异。3组患者大多数次要终点的长期风险相似。

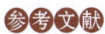

Yamal JM, Martinez J, Osani MC, et al. Mortality and morbidity among individuals with hypertension receiving a diuretic, ACE inhibitor, or calcium channel blocker: a secondary analysis of a randomized clinical trial[J]. JAMA Netw Open, 2023, 6(12): e2344998.

5. 降压药物的常见不良反应

全球约有11.3亿高血压患者。对于长期服用降压药物的患者,最关心的问题就是药品的安全性和不良反应。许多人对长期服用降压药物感到担忧,担心药物会对肝脏、肾脏等器官造成损伤。实际上,降压药物已经过长期的安全性检验,是经过数十年、几代人的使用验证的。这些药物已经做好了足够的安全性检验,因此可以放心长期服用。降压药物生产出来就是让大家终身口服的,而且终身服用也不需要经常去医院验血复查,这充分说明了这些药物的安全性。

如果药物容易引起肝脏或者肾脏的损伤,医生会嘱咐你定期去医院复查肝功能、肾功能,排除发生不良反应的可能性。当然,不同的降压药物可能会有一些常见的不良反应。这些不良反应对身体健康的影响很小,但如果这种不适影响到日常生活,让你无法长期坚持服药,那么就需要换药。常见的降压药物的不良反应包括干咳、脚踝水肿、面红、心跳加速、夜尿增多、尿酸增多、低血钾等。这些不良反应的发生概率很低,而且对身体健康的影响较小。

然而,近期对于钙离子通道阻滞剂(CCB)类降压药物的使用也出现了一些质疑。二氢吡啶类钙离子通道阻滞剂(如氨氯地平)是最常用的CCB类降压药物。从作用机制而言,CCB类药物可以阻断阻力血管中的电压门控——钙离子通道,导致血管舒张和血压降低。有些研究者却认为,CCB类降压药物可引发血管重塑,并增加心力衰竭的发生风险。之后,针对这些质疑而开展的验证研究足以打消这些研究者的顾虑。目前,临床上仍建议大家广泛使用被反复验证的CCB类降压药物。

总之,医生认为好的降压药物的标准是,每天固定时间服用,血压得到稳定控制,且长期服用药物没有什么不舒服。这样的药物就是最适合你的降压药物,一旦使用就不要轻易更换。因此,需要长期服用降压药物的患者应该放心地服用药物,不要过于担心药品不良反应;同时,要注意保持健康的生活方式,定期测量血压,及时调整药物剂量和方案,以确保血压得到稳定控制。

硬核证据 打消使用钙离子通道阻滞剂降压的顾虑

鉴于CCB类降压药物在全球的使用率,2023年,*Function*期刊发表了关于CCB类药物机制与临床方面的验证研究。结果显示,与患者血清中治疗水平相匹配的CCB浓度不会激活钙池操纵的钙离子内流。研究者同时对已发表随机对照试验进行的荟萃分析,以及对服用单一降压药物6个月并随访1年的患者进行的前瞻性真实世界研究也均表明,使用CCB类降压药物不会导致心力衰竭或其他心血管疾病的发生率增加。

参考文献

Bird GS, D'Agostin D, Alsanosi S, et al. A reappraisal of the effects of L-type Ca^{2+} channel blockers on store-operated Ca^{2+} entry and heart failure[J]. Function (Oxf), 2023, 4(6): zqad047.

二、冠心病

1. 干咳是心血管类药物的"错"吗

老百姓常说"是药三分毒",虽然其中有点夸张的成分,但提示了一个道理——药品不良反应不能被忽视。人们应该清楚地认识到,尽管现代医学中的常用药物都是通过多次严格的药物临床试验"把关"后,才能获批上市的,前面提的"毒",也就是药品不良反应,其发生概率已较低,但并不是说完全没有。在心血管类药物中,有这样一种不良反应经常被提及——干咳。有人说之前没有干咳的情况,但自从吃了心血管类药物就有点干咳,是吃药的原因吗?

确实有这种可能。心血管类药物中有一类ACEI,就是以"普利"为名字结尾的药物,有可能引起干咳。到目前为止,我们还不太清楚这种不良反应的发生机制。药物引起的干咳症状通常比较轻,在服药2~8个月时往往可以消失。这种由ACEI引起的咳嗽多为持续性干咳,并伴有喉咙发痒,可能发生在首次给药后的几小时内,以及几周或几个月后,且女性患者和非吸烟者更常见。

治疗由ACEI引起的咳嗽,唯一有效的方法是停药,但必须在医生指导下进行。通常在停药后1~4周内,可观察到症状改善。也有报道,有些病例在停药后仍可持续长达3个月。如果必须使用这种药物,建议使用甘草片等对症的药物来改善干咳症状。

地平类(CCB)可能没有直接的促咳嗽作用,但可能通过减弱下食管括约肌肌力和减少食管间隙而引发某些个体的咳嗽。这些患者的咳嗽可能伴有反流症状,即使没有消化不良,这种反流性咳嗽也可能在饭后和做弯腰姿势时加剧。当怀疑有反流性咳嗽时,建议停用CCB类药物3个月,以确定咳嗽是否改善。

> **硬核证据**
>
> ### ACEI类药物引起干咳的机制
>
> 在服用ACEI时,这种药物会影响一种叫作"缓激肽"的物质在体内积聚,其可能导致某些症状,比如,刺激喉咙引发咳嗽或者引起其他身体反应。目前,医生还不能预测哪些个体会出现这种不良反应。一项研究对英国生物样本库、哥本哈根医院生物样本库及deCODE Genetics这3个独立队列进行了一项关于ACEI停药的基因分析,其中包括33 959例ACEI停药者和44 041例对照者。共发现7个与停用ACEI相关的基因位点,其中位于20号染色体长臂的与停药相关的基因位点尤为重要。这些基因可能与影响神经兴奋性、缓激肽代谢及气道炎症的过程有关,这为将来通过基因检测来指导使用ACEI药物提供了理论基础。

参考文献

[1] Malini PL, Strocchi E, Zanardi M, et al. Thromboxane antagonism and cough induced by angiotensin-converting-enzyme inhibitor[J]. Lancet, 1997, 350(9070): 15-18.

[2] Israili ZH, Hall WD. Cough and angioneurotic edema associated with angiotensin-converting enzyme inhibitor therapy. A review of the literature and pathophysiology[J]. Ann Intern Med, 1992, 117(3): 234-242.

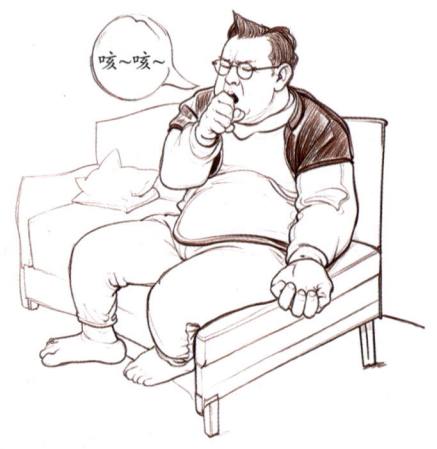

[3] Ghouse J, Tragante V, Muhammad A, et al. Polygenic risk score for ACE-inhibitor-associated cough based on the discovery of new genetic loci[J]. Eur Heart J, 2022, 43(45): 4707-4718.

2. 长期服用各种心血管类药物，对肝、肾的影响大吗

每到服药时间，有些冠心病患者看着手里的一把药，总会心生疑虑：每天服用那么多药，会不会把身体吃坏？请不用担心，这是不会的。

冠心病患者需要长期服用的药物主要包括防止血栓形成（如阿司匹林、氯吡格雷、替格瑞洛）、扩张心脏血管（如硝酸酯类）、调血脂（如他汀类），以及降血压（如沙坦类、普利类、β受体阻滞剂）。虽然这些药物从数量上看似吓人，但大量临床试验的长期证据表明，长期服用配伍合理的药物，一般不会对人体的肝、肾功能产生不利影响。

另外，医生拟订医嘱时，就已经将患者的肝、肾功能考虑在内，对于冠心病伴有不同的合并症者，需要挑选各个大类药物中的"最优解"，以达到个性化制定治疗方案的目的。如果说这些药物的保护作用对患者是100分的话，那么其不良反应造成的危害可能只有3~5分，两害相权取其轻。况且，医生也会嘱咐服药的患者定期进行相关检查，一般是每3个月为1个周期，以监测这些药物有没有引起严重的不良反应。

有些人服用他汀类药物时，可能会出现无法忍受的不良反应，导致他们无法服用足够的剂量来降低心血管疾病的发生风险。其中，最常见的原因是他汀类药物可能引发肌肉问题而不得不停止治疗。有些患者还会说他汀类药物可能会引起肝功能受损。其实，这些发生率都是很低的，对他汀类药物的不耐受情况可能没有人们想象中那么常见。医生也会嘱咐所有初始服用他汀类药物的患者，1个月后到门诊复查肝、肾功能，肌酸激酶及血脂水平，目的是评估他汀类药物疗效，同时观察有没有不良反应发生。

此外，像普利类、沙坦类药物对心、肾功能还具有潜在的保护作用，可以降低尿蛋白水平，延缓肾功能恶化，延缓心脏重构恶化。因此，我们建议大家坚持使用这类药物治疗心血管疾病，不用太过担心可能出现的不良反应。

无需太担心他汀类药物的不耐受

一项研究检索了截至2021年5月31日的多个数据库，最终纳入176项研究，其中112项随机对照试验和64项队列研究，总计4 143 517例患者，发现他汀类药物不耐受的总体患病率仅为9.1%。这种情况在女性、甲状腺功能减退者、需要服用大剂量他汀类药物者、老年人、使用抗心律失常药物者，以及肥胖人群中更常见。

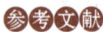

参考文献

Bytyçi I, Penson PE, Mikhailidis DP, et al. Prevalence of statin intolerance: a meta-analysis[J]. Eur Heart J, 2022, 43(34): 3213-3223.

3. 植入支架时，有哪些血管指征

在什么时候需要植入支架呢？这其实要分紧急和非紧急两种状况。

紧急状况就是发生了急性心肌梗死，支架一定要装。因为急性心肌梗死时，给心脏供血的冠状动脉的某一分支发生了完全闭塞，它所供应的心肌失去营养和氧气补给，会立即出现坏死。一旦心脏停止工作，人就会在3 min内出现晕倒、6 min内死亡。因此，如果发生了心脏供血血管的急性闭塞，必须尽快植入支架、开通血管，并保持通畅，才可能挽救患者生命。

非紧急状况就是慢性动脉血管狭窄，也叫作慢性冠状动脉综合征或冠心病。冠状动脉出现50%以上的狭窄时，影响血供，临床上可诊断为冠心病，患者需要终身服药以延缓斑块的发展。一旦这种状况，就要引起重视了。如果发生了70%以上的狭窄，医生会建议植入支架，因为服药很难使斑块缩小，而长期处于70%以上的狭窄状态是发生急性心肌梗死的高危因素。冠状动脉很容易突发完全闭塞，那可是威胁生命的状况。因此，慢性血管堵塞超过70%，即建议支架植入，此时植入支架的目的主要是防止

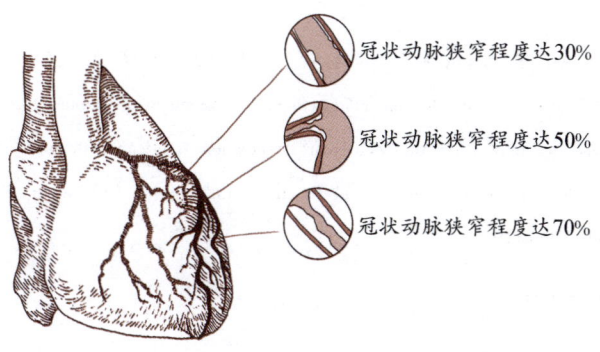

发生致命性心肌梗死。对于慢性冠状动脉疾病和心绞痛患者,治疗要点包括缓解症状、预防心脏病发作以及提高长期生存率。而相比于单纯服药,行支架植入术可以更好地减轻症状,改善生活质量。那些适合手术的慢性冠状动脉疾病患者,通过支架植入,可降低心脏病发作及其他急救手术的风险,特别是对于有多根血管堵塞的患者。

> **硬核证据** 血运重建对冠状动脉狭窄70%以上的患者获益明显

ISCHEMIA研究比较了5179例心绞痛患者分别接受手术和药物治疗后,4年内心血管死亡率和心肌梗死的发生率。结果显示,手术并没有降低心血管不良事件的发生率。但对于一些血管狭窄较严重的患者,手术确实有益。随访7年,接受手术的患者的心血管疾病死亡率降低。因此,对于冠状动脉狭窄程度70%以上的患者,我们建议植入支架。

参考文献

[1] Reynolds HR, Shaw LJ, Min JK, et al. Outcomes in the ISCHEMIA trial based on coronary artery disease and ischemia severity[J]. Circulation, 2021,

144(13): 1024-1038.

[2] Virani SS, Newby LK, Arnold SV, et al. 2023 AHA/ACC/ACCP/ASPC/NLA/PCNA guideline for the management of patients with chronic coronary disease: a report of the American Heart Association/American College of Cardiology Joint Committee on Clinical Practice Guidelines[J]. Circulation, 2023, 148(9): e9-e119.

4. 支架植入的术后管理

心脏支架植入术是冠心病治疗的一大法宝，确实为患者带来了福音。不过，手术的成功仅仅是治疗旅程的起点，术后的精心管理同样不可或缺。做好术后管理能大大降低并发症的发生风险，提升患者的生活质量，也为其未来的健康状况筑牢坚实的基础。

临床上，我们常遇到患者提出这样一些问题，比如，支架会不会掉下来，支架植入术后能不能进行磁共振成像（MRI）和CT检查，支架植入术后多久就需要复查。大家对此不仅非常关心，可能还心存疑虑。其实，真的不用太担心。

首先，支架在植入人体大概3个月后，会与血管壁紧密结合，形成一层内皮，就像是血管的一部分，就算做手术也没办法取出来。所以，无论是多么剧烈的活动，支架都不会轻易掉下来。

其次，现在的支架材质已经相当先进，不管术后何时进行MRI或CT检查，都不会对支架造成任何影响，完全可以放心接受检查。

最后，如果术后没有任何不舒服的表现，建议术后1个月、3个月去心内科门诊进行常规检查。术后6~9个月，最好进行1次造影复查，检查支架内有没有出现再狭窄的情况。当然，如果由于任何原因出现胸痛、胸闷等可疑心脏病的征兆,应立即就医复查。

总的来说,支架术后患者需要注意以下5个方面。

(1)戒烟,这是重中之重。

(2)预防支架内或其他冠状动脉内形成血栓,可服用阿司匹林、氯吡格雷等抗血小板药物。

(3)稳定或逆转斑块,可服用他汀类等降胆固醇药物。

(4)严格控制高血压、糖尿病、高脂血症及肥胖等危险因素。

(5)保持良好的运动、饮食及睡眠习惯,这对术后恢复非常关键。

通过更好地了解心脏支架植入术及其术后管理,可为你的健康之路保驾护航。

支架植入术后仍不戒烟者的心脑血管疾病风险增加20%

一项研究收集了韩国国民健康保险系统全国数据库中2009年至2016年74 471例PCI术后患者的资料,分析术后1年首次健康检查的吸烟状况。结果显示,术后1年仍吸烟者的心脑血管疾病风险比不吸烟者高近20%。烟龄超过20年者,即使戒烟1年,心脑血管问题风险仍难以下降;烟龄不到20年者,戒烟后的心脑血管疾病风险与不吸烟者并无差异。因此,支架植入术后患者戒烟很重要,吸烟时间短者效果更佳。

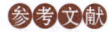

Ki YJ, Han K, Kim HS, et al. Smoking and cardiovascular outcomes after percutaneous coronary intervention: a Korean study[J]. Eur Heart J, 2023, 44(42): 4461-4472.

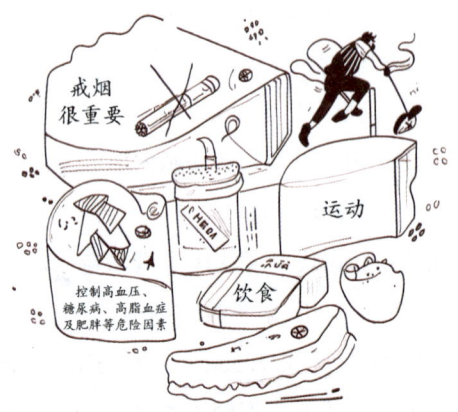

5. 支架植入术后,为什么仍会胸痛

几天前,退休后的李大爷像往常一样,在小区的花园里散步,突然感觉胸闷伴有剧烈疼痛。那是一种压榨性疼痛,仿佛有一块巨石压在胸口,让他呼吸困难,汗水瞬间浸湿了他的衣衫。家人见状,迅速将李大爷送往医院。到达急诊室后,心电图结果显示为急性心肌梗死。经过评估,医生为李大爷进行了PCI,也就是放置了心脏支架。术后,李大爷积极康复、按时服药,很快便出院了。但出院后,李大爷还是会时不时地感到胸痛,活动的时候会更明显。由于此前的经历,李大爷变得十分焦虑,晚上也睡不好觉。这天,他实在忍不住,向医生道出了他的疑惑:"为什么我的心脏放了支架,还是会感到胸痛?"

发生急性心肌梗死后,尽快通过支架开通堵塞血管是挽救生命的重要方式。但是一些患者在支架植入术后还是会有胸痛的症状,可能有以下4个原因。

(1) 冠心病患者,尤其是心肌梗死的患者有很多都不止一根血管存在损伤,这些"残余病变"可能是隐患。患者出院后由于劳累、情绪激动、活动量增加等诱发因素,可能会导致心肌缺血而胸痛,这是最常见的原因,胸痛来源于残余狭窄的病变。

(2) 支架解决的往往是内径 2.5 mm 以上的血管病变,而对于一些冠状动脉微循环的障碍,支架是无能为力的,这往往需要药物治疗进行改善。也就是血管上"大路"的问题都通过支架解决了,但是许多"羊肠小道"还是存在不通畅的情况,需要用药改善,不能操之过急。这是第二个常见的原因,也就是胸痛、胸闷来源于微循环的病变,即微血管在术后可能不正常工作。

(3) 心理因素是很常见的原因,有很多患者的胸痛是由于术后焦虑所导致,称为"心因性胸痛"。这种胸痛往往不典型,大多数源于患者的胡思乱想,比如,觉得取左侧卧位就有胸痛,一旦休息就有胸痛等。因此,术后保持情绪稳定,积极、愉快的心态更有利于病情的恢复。

(4) 一种情况现在很少见,那就是支架术后的血栓形成,它可能会在支架内再次阻塞血管,并引起胸痛。这往往多见于患者

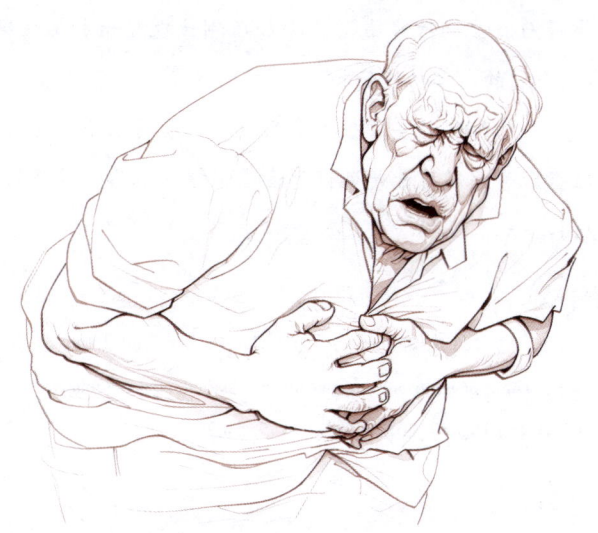

支架植入术后自行停止了抗血小板等药物治疗,有时候也是源于患者的特殊体质。

打个比方,如果正常人的心功能是100分,冠心病患者的心功能则是不及格,即使装了支架有所恢复,也只是达到良好状态(正常时的70%~80%),不可能达到优秀或完全恢复。因此,在一些情况下,可能还是会有胸痛。需要提醒的是,一旦术后出现剧烈胸痛超过30 min,且不能缓解,请立即拨打急救电话120,及时就诊。

 冠状动脉微血管功能障碍引起支架植入术后心绞痛

在一项纳入39例PCI术后复发心绞痛患者和12例PCI术后无心绞痛匹配患者的研究中,研究者发现,给予PCI术后出现心绞痛的患者静脉注入腺苷后,血液流动减少,微血管阻力增加。这些异常更常见于运动时感觉不舒服的患者,且在术后6个月和12个月仍然存在。这些发现与其他研究结果一致,表明PCI术后患者的心脏血管在一定情况下会受损,导致血液流动速度减慢。冷加压测试也显示相似情况,提示微血管的内部功能受损。

总之,约59%的支架植入术后患者可能存在微血管功能障碍,微血管问题可能是部分患者支架植入术后心绞痛的重要原因之一。

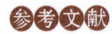

Crea F, Bairey Merz CN, Beltrame JF, et al. Mechanisms and diagnostic evaluation of persistent or recurrent angina following percutaneous coronary revascularization[J]. Eur Heart J, 2019, 40(29): 2455-2462.

6. 支架植入术后，还要服用调血脂药物吗

有人说，植入支架都恢复1年多了，还要继续服用他汀类药物吗？

支架只是解决了血管最严重的狭窄问题，并没有解决心脏或者整个血管其他部分的斑块问题。事实上，只要一旦确诊为冠心病，无论放不放置支架，他汀类药物和阿司匹林都需要长期服用，除非个别患者对阿司匹林有特殊的不良反应，一般会用其他抗血小板药物替代。

他汀类药物是一类通过阻断肝脏中制造胆固醇所需的酶来降低血液中肝脏产生的胆固醇水平的药物。目前常用的他汀类药物有5种：辛伐他汀、阿托伐他汀、瑞舒伐他汀、氟伐他汀及普伐他汀。如果低强度他汀类药物（如普伐他汀、氟伐他汀或辛伐他汀）不起作用，你可能需要更高强度的他汀类药物（如阿托伐他汀或瑞舒伐他汀），以及改善饮食和加强运动。

他汀类药物是一种需要长期服用的药物，而不像抗生素，是有感染时才必须使用较短一段时间的药物。当停止使用他汀类药物时，血脂会处于不受控制的状态，而长期血脂水平远远超过正常上限，即使装了心脏支架，再次发生心肌梗死或脑卒中的风险都会增加。这好比开车，如果车速略快，稍高于限制车速，发生车祸的风险不大；但超速过多，就会失控，发生事故的风险则显著增加。因此，关于是否停药，必须先权衡可能伴随的风险。

停用他汀类药物时，最常见的原因是肌肉疼痛等不良反应。实际情况是，许多人由于其他原因出现肌肉疼痛，却错误地停用他汀类药物。感到肌肉疼痛时，必须咨询医生，可以与医生共同商量减少剂量或尝试不同的他汀类药物，以减少不良反应。鉴于

大多数人停药是由于对他汀类药物的作用缺乏了解,或者不清楚停药的风险,这种情况下,则不能随便停用他汀类药物。

 冠状动脉支架植入术后1年的单抗血小板药物选择

冠状动脉支架植入手术后,患者需要服用一段时间的双重抗血小板药物来预防血栓形成。但双抗血小板治疗结束后,还需要选择一种单抗血小板药物来继续预防心血管不良事件的发生。过去,常用阿司匹林。最近,日本进行的STOPDAPT2研究发现,与阿司匹林相比,使用氯吡格雷长期治疗可能也是一个不错的选择。该项随机对照临床试验纳入依维莫司药物洗脱支架PCI术后1年、双联抗血小板治疗结束的3005例患者,以1∶1随机分配到氯吡格雷或阿司匹林治疗组。结果显示,两种药物预防心血管不良事件的效果差不多,而氯吡格雷的胃肠道不良反应较少,并且两种药物在引发大出血方面没有明显差异。这可能会对医生未来的治疗决策产生影响,也有助于指导医疗指南的修订。

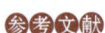

Watanabe H, Morimoto T, Natsuaki M, et al. Clopidogrel vs aspirin monotherapy beyond 1 year after percutaneous coronary intervention[J]. J Am Coll Cardiol, 2024, 83(1): 17-31.

三、心房颤动

1. 得了房颤,为什么要抗凝治疗

心房颤动(简称房颤)是一种常见的心律失常,多发生于中老年人群。正常情况下,心脏会以规律的节律跳动,帮助血液有效地从心脏泵到全身。但在房颤患者中,心脏上部的两个心房会出现不规则且快速的跳动。这种异常的电活动导致心房收缩紊乱,使血流变得不稳定,容易在心房内形成血栓。血栓一旦脱落,可能会随血流进入大脑,堵塞脑部血管,从而引发严重的脑梗死,也就是俗称的"中风"或"脑卒中"。房颤引起的脑卒中比其他原因导致的脑卒中更危险,因为一旦脑部血管被大块血栓堵塞,恢复血流变得更为困难。大量研究表明,房颤患者发生脑梗死的风险是非房颤患者的5倍。因此,及早发现房颤并积极治疗对预防脑卒中至关重要。

为了预防血栓形成,抗凝药物发挥着重要作用。如果把血管看作街道,那么流淌的血液就是车流,抗凝药物则是交警,可确保血管畅通无阻、维持血液流畅、防止血栓形成。随着技术的进步,新型口服抗凝药物(NOACs)出现,给房颤患者带来了极大益处。传统的抗凝药物华法林,使用后需要1周多次、频繁地抽血,且易抗凝过度而造成大出血。而使用NOACs不需要反复抽血监测,且

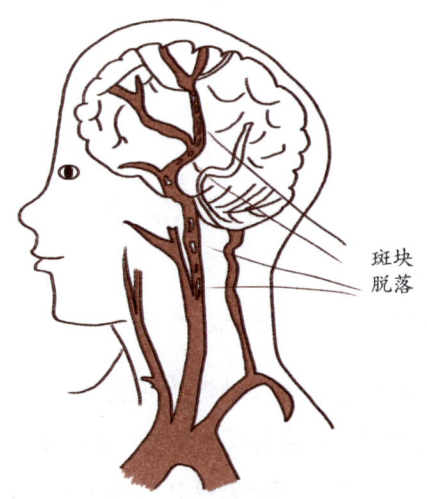

斑块
脱落

出血风险很小,因此,安全、有效。对于肾功能严重不全的患者,临床推荐使用NOACs,且无须降低剂量。

尽管抗凝治疗在降低血栓风险和脑卒中风险方面有着显著效果,但并非所有患者都适合使用抗凝药物。部分患者因出血高风险或其他健康状况无法耐受抗凝治疗,需要在医生指导下采取个性化的防治方案。因此,房颤患者应定期前往医院进行随访,确保用药安全、效果良好。抗凝治疗是房颤患者心脏的"保养",在预防血栓、维护心脏健康、降低脑卒中风险方面具有重要作用。规范化的抗凝管理可显著提高房颤患者的生活质量,帮助他们远离脑卒中的威胁,享受健康的生活。

新型口服抗凝药物安全有效

一项研究利用4个大型研究的数据库,评估了NOACs与华法林的安全性和有效性。研究纳入71 683例患者,平均年龄70.6岁,其中37.3%为女性,研究包括肾功能正常及肾功能不全的患者。

结果显示,标准剂量NOACs治疗的抗凝效果明显好于传统华法林,且不会增加脑出血的发生率。特别值得一提,即使在肾功能严重不全(肌酐清除率低至25 mL/min)的患者,标准剂量NOACs抗凝的大出血风险也与传统华法林的抗凝效果类似。这对于房颤患者的抗凝治疗有重要的指导意义,提供了NOACs更高治疗安全性和有效性的依据。

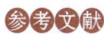

参考文献

Harrington J, Carnicelli AP, Hua K, et al. Direct oral anticoagulants versus warfarin across the spectrum of kidney function: patient-level network meta-analyses from COMBINE AF[J]. Circulation, 2023, 147(23): 1748–1757.

2. 除了抗凝,房颤患者还需接受哪些治疗

房颤是指心房不规则且快速地跳动,就像汽车发动机在胡乱运转一样。这种情况可能会引起心脏泵血能力下降、血液流动不畅,进而造成"心脏发动机"停止工作的不良后果。房颤最主要危害有两点:其一,心脏长时间乱跳,使泵血功能无法满足人体需求,最终发展为心力衰竭,心脏经不起折腾的老年人、低血压及有心脏疾病的患者中,问题尤为严重;其二,由于房颤引起的心房内血液流动缓慢,增加了心房内壁血栓形成的风险,这是更危险的情况。血栓一旦脱落,随着心脏泵血,就会"走哪堵哪"。血栓到脑部则引起脑梗死,表现为偏瘫失语,甚至死亡;血栓到下肢血管,引起下肢血管栓塞。考虑到房颤的危害极大,一旦发生,建议

去正规医院咨询，并进行相关检查和治疗。

房颤的治疗目标在于控制心律、预防血栓形成并减少脑卒中的发生风险。治疗方法主要包括微创消融手术和药物治疗，具体选择因患者个体情况而异。

微创消融手术是许多房颤患者的理想选择，因其能够一劳永逸地消除房颤。手术通过射频消融或冷冻消融的方式破坏心房内的异常电传导路径，以恢复正常的心律。患者成功完成消融手术后，可以大幅减少复发的可能性，不再依赖于长期的抗心律失常药物和抗凝治疗，避免因药物长期服用带来的不良反应和生活限制。然而，消融手术并非适用于所有患者，部分患者因病情复杂或其他健康问题，可能无法耐受手术风险。

对于无法进行手术或不愿接受手术的患者，药物治疗则成为主要选择。药物治疗的核心目标在于两个方面：控制心律和预防血栓。首先，通过抗心律失常药物（如胺碘酮、普罗帕酮等），可以帮助心脏恢复或维持正常节律，减轻房颤带来的症状。其次，对于房颤患者最严重的并发症风险——血栓形成及脑卒中，抗凝治疗成为必要手段。抗凝药物通过抑制血液凝固机制来防止血栓的形成。传统抗凝药物如华法林需要频繁监测，但NOACs（如达比加群、利伐沙班等）则不需要频繁的监测，且出血风险较低，因此应用更为广泛。此外，对于部分无法耐受长期抗凝治疗的患者，可选择左心耳封堵术。相关国家级的长期随访队列研究已表明，抗凝治疗可为中—低危脑梗死风险的房颤患者带来显著的心血管净获益。

中–低危脑梗死风险房颤患者的抗凝治疗获益

一项研究收集了挪威全国队列研究数据库2011年至2018年34 460例中–低危脑梗死风险的房颤患者,探讨其接受口服抗凝药物(OAC)治疗的风险与获益。

结果显示,OAC治疗的中–低危脑梗死风险的房颤患者,每1000人中仅有5人会发生脑梗死;而不治疗的房颤患者,每1000人中有10人会发生脑梗死,脑梗死发生率增加1倍。OAC治疗并不会导致脑出血风险增加,为该类患者的积极治疗提供了重要证据。

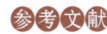

Anjum M, Ariansen I, Hjellvik V, et al. Stroke and bleeding risk in atrial fibrillation with CHA2DS2-VASc risk score of one: the Norwegian AFNOR study[J]. Eur Heart J, 2024, 45(1): 57–66.

3. 房颤患者都适合做射频消融吗

56岁的王先生是一位长期备受房颤困扰的患者。每次发作时,他都感到心脏像"小鹿乱撞"般剧烈跳动,甚至影响日常生活和睡眠。他尝试过服用抗心律失常药物,但效果有限,且发作频率越来越高,症状也逐渐加重。最终,在医生建议下,他接受了经导管微创射频消融手术。手术顺利完成,创伤小,术后恢复快。术后几个月后,王先生的心律基本恢复正常,再也没有经历过房颤发作。王先生如释重负,表示手术让他找回健康和生活的信心。

经导管微创射频消融手术是房颤治疗的一项技术,即通过高频能量波破坏心脏中的"乱跳"区域,就像狙击手精确打击目标一样,从而恢复正常的心脏跳动,让患者不再有房颤发作时"小鹿乱撞"的不适。射频消融手术特别适用于药物疗效不佳、发作频繁、症状严重的房颤患者,且手术创伤小,安全有效,临床应用较广。然而,射频消融手术并非适用于所有房颤患者。是否需要进行射频消融,取决于多种因素,包括房颤的类型(如阵发性、持续性或长期持续性)、症状的严重性及患者的整体健康状况等。对于一些患者,抗心律失常药物治疗和生活方式的改变可能就足够有效,而不需要进行射频消融手术。

目前,射频消融的技术不断进步,疗效不断提升,但手术后的生活方式调整和随访管理同样重要。术后,患者需保持规律的生活习惯,避免过度劳累,控制情绪波动,遵循医生的指导定期复查,以巩固疗效。此外,房颤患者还需注意预防血栓,部分患者可能还需长期使用抗凝药物,以降低脑卒中等并发症的风险。综合治疗和全面管理的目标在于改善患者生活质量,减少房颤发作,预防严重并发症的发生。

在考虑是否进行射频消融时,患者应与医生积极沟通,让医生进行规范、全面的评估。医生会考虑患者的情况和偏好,以及潜在的风险和好处,决定最合适的治疗方案。

射频消融在电复律无效房颤患者中的疗效

一项研究入组60例电复律无效的房颤患者,即既往存在标准电复律无法终止房颤的情况,并探讨接受射频消融术的疗效。在射频消融术前2个月,使用植入型心电监测仪

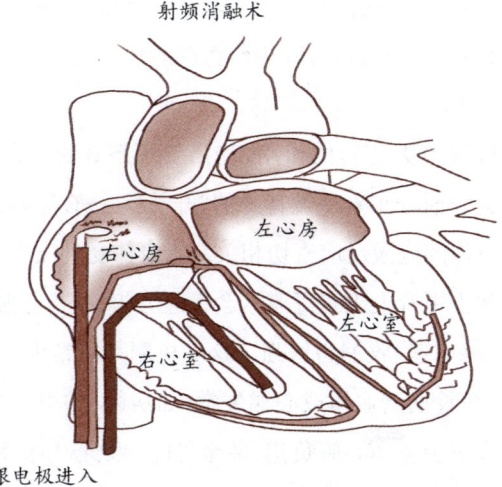

射频消融术

(ICM),记录房颤发作情况。患者平均年龄66岁,70%为男性。所有患者均顺利完成手术。随访期间,经ICM检查,大部分患者房颤终止发作,房颤负荷中位数由术前的100%降至11.4%。因此,对于该类特殊房颤患者,采用个性化的治疗策略,并结合射频消融及ICM评估手段是有益的。

参考文献

O'Neill L, Almorad A, El Haddad M, et al. Impact of catheter ablation on arrhythmia burden in patients with shock-resistant persistent atrial fibrillation [J]. JACC Clin Electrophysiol, 2023, 9(10): 2071-2081.

4. 降压药物也能治疗房颤吗

美托洛尔(商品名:倍他乐克)是一种常用的β受体阻滞剂,广泛应用于高血压和房颤等心血管疾病的治疗。该类药物不仅能帮助降低血压,还能有效地稳定心率,控制心律失常,对房颤患者尤为有益。因此,这类降压药物在某些情况下可以成为房颤治疗的有效手段。

要理解该类药物的作用,先需要了解β受体在心脏中的作用。心脏表面分布着一类特殊的"开关"——β受体,这些受体的激活与身体的应激反应密切相关。当身体受到压力或刺激时,肾上腺素和去甲肾上腺素等激素会迅速分泌,并与心脏的β受体结合,使心跳加速、收缩力增强。这一机制可以帮助身体应对紧急情况,但在长期高血压或心律失常(如房颤)的患者中,这种持续的应激反应会增加心脏负担,甚至可能导致心力衰竭。而β受体阻滞剂,顾名思义,可以让β受体"断电",在一段时间内不工作,即阻断肾上腺素和去甲肾上腺素在心脏β受体上的作用。

这种阻断作用主要表现为两方面疗效。一方面,减缓心率和降低心脏收缩力,让心脏跳得慢一点、轻一点。在高血压患者中,β受体阻滞剂可减慢心率和降低心脏收缩力,从而降低心脏输出量,有助于降低血压。简单地说,它就像心脏的"镇静剂",可减轻心脏工作强度。另一方面,在房颤患者中,心脏的跳动通常快速且不规则,增加了血液流动不稳和血栓形成的风险。美托洛尔通过减缓心跳速率,使心脏跳动得更加稳定和有规律,从而显著改善患者的房颤症状。患者通常在使用美托洛尔后感到心慌、胸闷等症状减轻,生活质量明显提升。

因此,美托洛尔不仅是降压药物,更凭借其调节心率、稳定心律的双重效果,在房颤治疗中发挥着重要作用。合理应用β受体阻滞剂可缓解许多房颤患者的症状,预防并发症,从而降低再次发生心血管不良事件的风险。

依曲帕米鼻喷剂可迅速缓解快速性房颤发作

依曲帕米(etripamil),一种速效L型CCB鼻喷剂,已被证实能在几分钟内控制房颤患者的心室率。临床研究将因快速房颤就诊的患者随机分为依曲帕米鼻喷剂(70 mg)组和安慰剂组,观察患者在60 min内的心率控制效果。

结果显示,依曲帕米组患者的心跳速率在60 min内平均降低约30次/分,效果持续150 min,明显优于安慰剂组。2/3的依曲帕米患者心室率降幅超过20%,而安慰剂组几乎无明显变化。该药物不良反应较少,只有1例出现短暂心动过缓和晕厥,可能与迷走神经反应有关,并不一定与药物直接相关。

依曲帕米为口服药物起效争取了时间,满足了房颤患者治疗中的需求,未来可能为房颤患者提供更便捷的治疗方案。

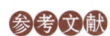

Camm AJ, Piccini JP, Alings M, et al. Multicenter, phase 2, randomized controlled study of the efficacy and safety of etripamil nasal spray for the acute reduction of rapid ventricular rate in patients with symptomatic atrial fibrillation (ReVeRA-201)[J]. Circ Arrhythm Electrophysiol, 2023, 16(12): 639-650.

5. 脑梗死患者也要接受房颤管理吗

房颤会增加血栓形成的风险,继而可能导致脑梗死,且房颤患者发生脑梗死的风险是正常人的5倍以上。比如,李阿姨,68岁,因突发言语不清和右侧肢体无力被送往医院,诊断为脑梗死。在进一步检查中,医生发现她有未被察觉的房颤,这其实是脑梗死的直接诱因。经过紧急治疗,李阿姨的症状有所缓解。但医生说,由于房颤,存在再次发生脑梗死的高风险。为了预防复发,医生为李阿姨制订了长期的房颤管理方案,包括抗凝药物和定期随访。经过数月治疗,病情得到稳定控制,再未出现新的脑梗死症状。李阿姨感慨道,如果早些发现房颤,或许能够避免这次"中风"。这个案例突显了房颤管理的重要,尤其是对于脑梗死患者,通过规范治疗可以有效预防血栓形成,降低其再发脑梗死的风险。

有研究表明,伴有房颤的脑梗死患者再次发生脑梗死的风险比普通人群更高。因此,房颤管理对于这些患者非常重要,是解决其脑梗死问题的根本,以及防止再次发生脑梗死的关键。通过尽早治疗有效控制房颤,可以显著降低再次发生脑梗死的风险。即使是尚未发生脑梗死的房颤患者,也应尽快到正规医院接受评估,预防血栓形成,避免脑梗死的出现。

房颤管理通常是指使用抗凝药物来降低血栓形成的风险。抗凝药物(如华法林或NOACs),有助于稀释血液,减少血液凝集的可能性,降低脑梗死的风险。此外,对于不适用抗凝药物的患者,新型的微创左心耳封堵手术也是一种安全、有效的选择。

硬核证据 **伴有房颤的急性脑梗死患者应早期抗凝**

一项研究入组15个国家(地区)103个研究中心的房颤合并急性脑梗死患者,以1∶1随机分配到早期抗凝治疗组(轻-中度脑梗死后48 h内抗凝、重度脑梗死后第6~7天抗凝)或晚期抗凝治疗组(轻度脑梗死后第3~4天抗凝、中度脑梗后第6~7天抗凝、重度脑梗后第12~14天抗凝)。随访观察复发性脑

Part 5 了解治疗的核心要点

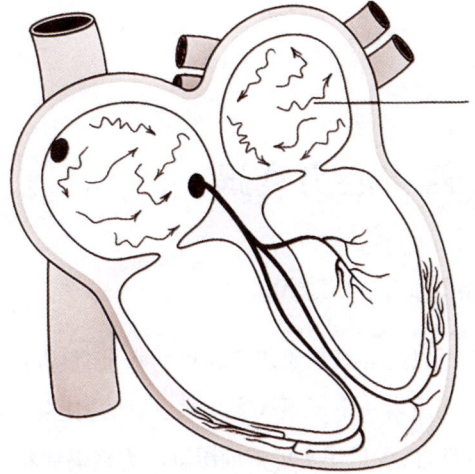

心房快速且不规则地跳动,会导致血液在心房内停滞,增加血栓形成的风险。如果这些血栓脱落进入血液循环,可能会流向大脑,堵塞血管,导致脑梗死。

梗死、全身性栓塞、颅外大出血、脑出血及30 d内因心血管疾病死亡的事件,探讨房颤合并急性脑梗死患者应何时启动抗凝治疗。结果显示,在2013例患者中,两组30 d、90 d的脑梗死复发率相似,但早期抗凝治疗组30 d内总事件发生率显著低于晚期抗凝治疗组,且出血事件无显著差异,这提示早期抗凝治疗更有优势,且具有安全性。

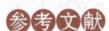参考文献

Fischer U, Koga M, Strbian D, et al. Early versus later anticoagulation for stroke with atrial fibrillation[J]. N Engl J Med, 2023, 388(26): 2411-2421.

四、心力衰竭

1. 少喝水也能缓解心力衰竭吗

当然可以！大家可以把心脏想象成身体里的水泵,负责抽血和泵血。如果心力衰竭患者一下子摄入太多水,就像是让泵扛了个重活,有点吃不消;反之,少量喝水可帮助缓解心力衰竭症状。

在医院病房里,医生常会对心力衰竭患者进行严格的液体管理,会对危重症的心力衰竭患者记录 24 h 水出入量。那么,心力衰竭患者每日应该饮用多少水呢？实际上并没有一个精确答案,主要根据每天的尿量来判断。考虑存在出汗、呼吸等不显性失水,每天的饮水量按尿量加 500 mL 计算,比如,1000~1500 mL 的尿量,便可以安心喝 1500~2000 mL 的水,与出量达到平衡关系。

这里可以给心力衰竭患者提供一些实用小技巧,以避免摄入过量的水。记录 24 h 出入量很重要,心力衰竭患者可以用小本子记录每天喝水和上厕所的情况,不需要太精确,可以用带刻度的量杯记录喝水量,用带刻度的尿壶记录尿量。另外,别太纠结 1 天的出入量是否平衡,心力衰竭患者更应该关心数天内或者 1 周内的情况,以及自身感觉变化。每天记录体质量也很重要,如果发现体质量在数天内明显增加并有心力衰竭症状,就得去医院检查。因为心力衰竭患者长期服用利尿剂,常会处于口渴的状态,所以我们也

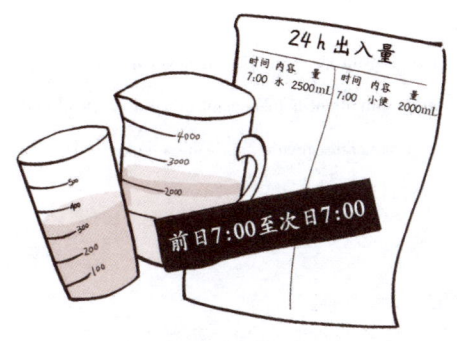

建议少量多次喝水,避免吃太咸的食物,多吃富含蛋白质的食物。

总之,科学有效的液体管理不仅能够显著改善心力衰竭患者的预后,还可减少患者再次住院的可能性,从而提高患者的生活质量。此外,对于心力衰竭患者,利尿剂的使用是一项至关重要的治疗手段。为了达到最佳效果,患者需要积极配合医生的治疗方案,并与医疗团队保持密切的沟通与协作。这种持续有效的协作不仅能够降低心力衰竭患者面临的不良结局风险,而且有助于其达到更好的健康状况。总之,良好的液体管理和合理的利尿剂使用将成为心力衰竭患者迈向更健康、更幸福生活的关键一环。

硬核证据 液体管理能改善心力衰竭患者的预后

2021年,一项荟萃分析共纳入12项研究,统计6040例心力衰竭患者。研究者以是否接受液体管理将患者分为两组。结果表明,有液体管理的患者的再住院风险降低36%,全因死亡的风险降低18%;住院期间利尿剂的充分使用可以使心力衰竭患者再入院的风险降低57%。

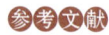
参考文献

Zisis G, Halabi A, Huynh Q, et al. Use of novel non-invasive techniques and biomarkers to guide outpatient management of fluid overload and reduce hospital readmission: systematic review and meta-analysis[J]. ESC Heart Fail, 2021, 8(5): 4228-4242.

2. 心率过快可能加重心力衰竭吗

当然有可能！想象一下，你的心脏就像一台永不停歇的机器，扑通扑通不停地跳动着。它的心率数字就像是一张标签，告诉你这个机器的寿命。数字越高，这台机器就越容易跑太累。通常正常心率应该60~100次/分。对于心力衰竭患者，情况就有点复杂了。因为他们的心脏功能已经下降，所以保持一个低静息心率对于延长他们的寿命及改善其症状非常重要，通常要求心率控制在55~60次/分。

但是，你可能会问，心率过高就等于心力衰竭吗？其实不尽然。在心力衰竭的早期阶段，心跳加速其实是一种机体的自我保护机制。因为心脏的收缩力减弱，向外泵血的能力有所下降，即射血分数下降，所以加快心率可以提高心排血量，以保证满足身体各个器官和细胞的需求。但如果心率长时间保持高速状态，就会导致心肌耗氧量增加，进而加重心力衰竭症状。对于射血分数减少的心力衰竭患者，《美国心脏协会/美国心脏病学会2022心力衰竭管理指南》《欧洲心脏病学会2021心力衰竭诊断与治疗指南》均建议所有患者都使用β受体阻滞剂以降低心率。然而，在射血分数保留心力衰竭（HFpEF）患者中，对于是否使用β受体阻滞剂仍存在争议。

对于如何保持较低的心率,首先,要排除引起心跳过速的诱因,如甲状腺功能亢进、贫血、睡眠困难、疼痛、压力和焦虑等;其次,应该改变不良的生活方式,戒烟限酒,适当锻炼,保证健康均衡的饮食和充足的睡眠,心情也得保持好;最后,心力衰竭患者的定期检查也极其重要,医生会根据患者的情况增加药物治疗,如β受体阻滞剂、伊伐布雷定。所以,保持心率的合适水平,就是保护心脏的最佳方式。

 维持低心率对射血分数保留的心力衰竭患者也适用

HFpEF是一种特殊类型的心力衰竭,患者的射血分数通常维持在正常范围内(≥50%),但是心脏的泵血功能却受影响,导致无法有效供应身体所需的血液和氧气。

2017年的一项研究中纳入2705例HFpEF患者,随访3.4年,结果显示,静息心率每提高5次/分,因心力衰竭再住院率会提高10%,全因死亡率提高10%,心血管死亡率提高13%;静息心率在70次/分以上的患者的全因死亡率和心血管死亡率明显高于静息心率70次/分以下的患者。

研究结果在一定程度上验证了控制心率对HFpEF患者很重要,可能是预防再住院和减少死亡风险的关键之一。因此,心力衰竭患者一定要重视心率控制。

参考文献

O'Neal WT, Sandesara PB, Samman-Tahhan A, et al. Heart rate and the risk of adverse outcomes in patients with heart failure with preserved ejection fraction[J]. Eur J Prev Cardiol, 2017, 24(11): 1212-1219.

3. 心力衰竭也要安装起搏器吗

是否安装起搏器要根据情况而定。

心力衰竭和起搏器之间有什么关系呢？心力衰竭是指心脏泵血功能衰退，无法像之前一样有效地将血液泵向全身。而发生心力衰竭的原因多种多样，可能与长期高血压、心肌梗死、心肌病或其他心脏病引起的严重心肌损伤有关。在这些因素共同作用下，导致心脏无法提供足够有效的泵血。

那么，起搏器能起作用吗？其实，起搏器主要用于解决心率过慢的问题，通过电刺激帮助维持心脏的节律，而不是直接增强心脏的泵血能力。简单地说，起搏器无法修复已经损伤的心肌组织，也无法"重启"衰弱的心脏。因此，对于心力衰竭患者，单纯依靠起搏器无法显著改善病情。

另外，严重的心肌损伤导致的心力衰竭，单纯增加心率可能适得其反。心脏需要在一定的节奏下泵血，才能保证血液的有效输送，而过快的心率会增加心脏负担，加速能量消耗，反而可能加剧心肌缺氧，进一步损伤心脏功能。因此，在特定情况下起搏器对心力衰竭患者有帮助，但在严重心肌损伤病例中，增加心率并不能真正解决问题，还可能带来负面影响。

起搏器是否完全无助于心力衰竭呢？其实不尽然，医生需要根据患者病情具体分析，主要包括以下3种情况。

（1）心力衰竭患者心跳太慢，心率<50次/分且伴有乏力、头晕等症状，或者有些患者可能还有心脏传导阻滞的问题，医生推荐安装起搏器进行治疗。

（2）对于心力衰竭患者中那些左、右心室运动不协调的情况，医生推荐安装三腔起搏器，以帮助心脏更协调地工作，对顽固性心力衰竭有很大的帮助。

（3）左心功能很差、射血分数<35%的心力衰竭患者，医生一般会建议安装植入型心律转复除颤器(ICD)。这主要是因为心力衰竭患者极易出现室速、室颤的情况，而ICD的作用是在心脏突发危险状况时及时干预，防止恶性心律失常引发的猝死，在关键时刻挽救患者生命。

总之，是否安装起搏器得看个人情况，医生会根据心脏的状况和患者的症状来判断。

起搏器能否提高射血分数保留的心力衰竭患者的运动能力尚不明确

与射血分数降低的心力衰竭(HFrEF)不同，HFpEF患者的射血分数通常维持在正常范围内(≥50%)，但依然有明显的心力衰竭症状和体征。有一项研究招募了29例接受起搏器植入手术的HFpEF患者，随机分成两组，一组接受心房率适应性起搏治疗，一组则未进行起搏治疗。结果显示，尽管心率增加，但心房起搏治疗对运动时的心输出量没有显著影响，这是因为每搏输出量减少24 mL。

由此可见，通过起搏器干预提高心率的方式基本不可能达到改善HFpEF患者运动耐力的效果。从病理生理学角度而言，HFpEF的运动耐力下降是在多因素影响下的心肺功能和适应力的下降，运动时心率降低只是表象。因此，试图通过表象干预而缓解HFpEF患者心肺功能下降是行不通的。

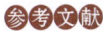

Reddy YNV, Koepp KE, Carter R, et al. Rate-adaptive atrial pacing for heart

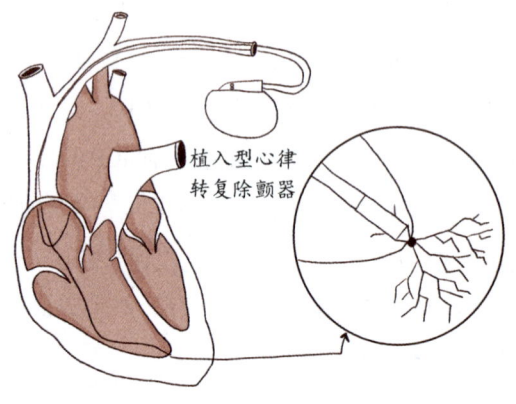

failure with preserved ejection fraction: the RAPID-HF randomized clinical trial[J]. JAMA, 2023, 329(10): 801-809.

4. 心力衰竭好转后就可以随时停药吗

慢性心力衰竭是一个长期"抗战"的过程,不能轻易停药。即使症状好转,有些药物还是不能随便停,不然病情可能反弹,甚至"变本加厉"。

最近,心力衰竭的治疗方案升级,进入"新四联"治疗时代。有点像是"组合拳",包括血管紧张素受体脑啡肽酶抑制剂(ARNI)或血管紧张素转化酶抑制剂(ACEI)或血管紧张素Ⅱ受体拮抗剂(ARB)、钠-葡萄糖共转运蛋白2抑制剂(SGLT2i)、β受体阻滞剂、盐皮质激素受体拮抗剂(MRA)。新的科技带来新的治疗理念和药物,但新理念的实践和落地往往还需要一个过程,也存在一定的瓶颈。

"新四联"治疗听起来是不是很像电影里的超级英雄联盟?

如果有的患者可能还伴有其他慢性疾病（如糖尿病、冠心病等），需要服用的药物就更多。一下子服用这么多药物，患者心里真的会挺沉重。但其实每种药物都有各自的任务，都能帮助患者延长寿命，且不良反应不大，所以不用太过担心。而少部分患者由于无法耐受药物而私自停药，这可不是个好主意！实际上，医生建议患者在服用心力衰竭药物的开始2~4周及时去医院，根据情况适当调整用药。就算感觉不舒服或者血压有点低，也别急着自行停药，最好还是及时找医生商量治疗方案。医生会在有限的医疗资源下，选择对患者最优的治疗方案。

> **硬核证据** 新型心力衰竭药物的使用任重而道远
>
> 2017年至2020年，心力衰竭数据库GWTG-HF（Get With The Guidelines-Heart Failure）收集了7种指南推荐的心力衰竭药物的使用数据，包括适应证、禁忌证及实际处方。研究评估了心力衰竭患者在入院前和出院时的抗心力衰竭药物使用情况。结果显示，在50 170例患者中，入院前平均使用2.1种药物，出院时增加到3.0种，接受所有适应证药物的患者比例从14.9%提升到32.8%。住院期间的药物调整主要受到年龄、性别、既往病史（如脑梗死、肾功能不全等）及居住地点的影响，使用率也随新药出现而增加。
>
> 由此可见，随着新型心力衰竭治疗药物的出现，心力衰竭患者出院时的药物使用率也相应增加，但即使症状好转，也不能随意停药。

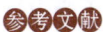

Swat SA, Xu H, Allen LA, et al. Opportunities and achievement of medication initiation among inpatients with heart failure with reduced ejection fraction[J]. JACC Heart Fail, 2023, 11(8 Pt 1): 918-929.

5. 心力衰竭患者也可进行康复运动吗

当然可以。目前,心脏康复已受到国际临床相关指南,如《美国心脏协会/美国心脏病学会心力衰竭管理指南》《欧洲心脏病学会心力衰竭诊断和治疗指南》等的一致推荐。然而,仅20%的心力衰竭患者真正进行了康复治疗。医生经常被心力衰竭患者问道:"吃饭要注意什么?""每天走多少步合适呀?"其实这些都属于心力衰竭心脏康复治疗中常见的问题。近30年来,医学技术快速发展,医生对心脏康复的理解也从只关注运动逐渐过渡到关注运动以外的更广泛的方面,如饮食建议、戒烟咨询、心理支持等。

赵大叔是一位65岁的慢性心力衰竭患者,因长期高血压和冠心病导致心功能下降。起初,稍微活动就会感到气喘、胸闷,日常生活受到严重影响。评估后,我们为他制订了一个循序渐进的康复运动计划,包括每天20 min的散步和每周2次的轻度力量训练。

在康复团队的指导下,赵大叔从低强度的散步开始,逐渐增加步行的时间和频率。2个月后,运动耐力明显提升,日常活动不再气喘吁吁,生活质量大为改善。赵大叔表示精力充沛了许多,情绪也比以前积极了,甚至能自己做一些简单的家务。

1年后,赵大叔的心力衰竭症状进一步好转,整体健康状态显著改善,生活变得更加自如。康复运动不仅改善了赵大叔的心功能,还帮助他控制了体质量,降低了血压和血脂,减少了心力衰竭加重的风险。

Part 5 了解治疗的核心要点

那么,心脏康复给心力衰竭患者具体可以提供哪些帮助呢?如果说药物治疗是守住患者的生命,那么心力衰竭的康复治疗则在一定程度上提高了患者的生活质量。实际上,在医院里,有很多终末期心力衰竭患者已经做好迎接生命终章的心理准备。心力衰竭的折磨让他们呼吸困难、气喘不止、入眠困难,不少患者因此产生抑郁、焦虑情绪,而心脏康复就是要给这些患者减轻痛苦,让他们重新找回生活的阳光。

现在,心脏康复备受医院关注,心脏康复中心先后建立。而互联网的普及也让新的康复模式产生,包括以居家为中心的居家康复模式和混合模式。在一些影响患者前往康复中心的障碍面前,线上康复课程仍然是一种合理的选择,这对于提高患者的康复依从性是有益的。通过在支付和保险等方面的改进,还可更好地支持线上康复模式的发展。

医生应鼓励患者积极参与各种康复活动,不仅有助于他们身体恢复,也有助于他们情绪稳定。在这里,建议心力衰竭患者早期接受心脏康复治疗,早点享受康复治疗的"小确幸",让生活更美好。

选择线上还是线下康复课程

2022年的一项研究中,187例心脏病患者根据参加康复课程的方式不同分为线下课程组和线上线下结合课程组。经随访,结果显示,两组患者的6 min步行试验结果分别为51.5 m和63.4 m,没有显著性差异,血压和焦虑评分也相近,但是线上课程组对抑郁的缓解效果不如线下课程组。总之,不论康复方式如何,积极参与康复或者运动对身体和情绪都是有益的，这也为未来的心脏康复工作提供了一些建议和方向。

参考文献

Ganeshan S, Jackson H, Grandis DJ, et al. Clinical outcomes and qualitative perceptions of in-person, hybrid, and virtual cardiac rehabilitation[J]. J Cardiopulm Rehabil Prev, 2022, 42(5): 338-346.

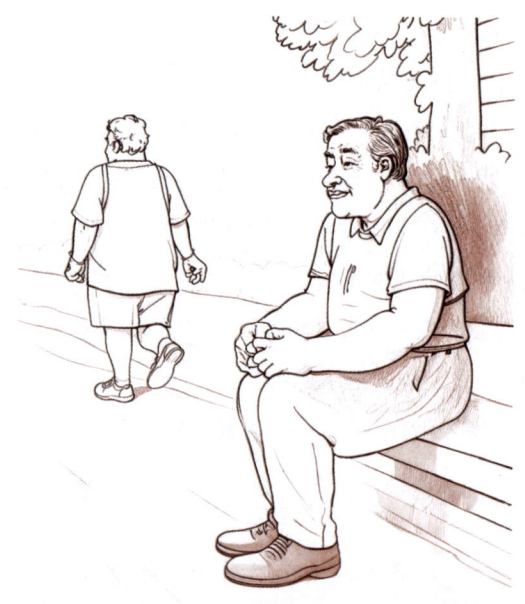

（唐嘉敏　刘　杰　任重远　孟伟伦　张　毅）